# Herderbücherei

Band 1197

## Über das Buch

Viele Krankheiten sind kein „Reparaturfall". Sie zeigen vielmehr an, daß etwas in uns nicht in Ordnung ist. Darum kann man sie mit Pillen und Diäten bestenfalls zum Verschwinden bringen, doch wirklich heilen kann man sie nur, wenn man an den inneren Krankheitsherd herankommt. Diese Arbeit kann der Ratsuchende im Grunde nur selber tun, denn sie bedeutet Selbsterkenntnis. Der Arzt kann aber dabei wertvolle Hilfe leisten. So zeigt in diesem Taschenbuch ein erfahrener Mediziner, was sich hinter Dauerbeschwerden aller Art verbergen kann. Diese Briefe an Patienten richten sich zugleich an alle Leser, die ähnliche Probleme haben und gerne wissen möchten, was man ändern muß, um wieder ganz gesund zu werden – an Leib und Seele. Ein Gesundheitsratgeber, der es buchstäblich in sich hat.

## Über den Autor

Götz Blome wurde 1942 in Berlin geboren. In einem Arzthaushalt aufgewachsen, wurde er schon in früher Jugend mit den Problemen kranker Menschen konfrontiert. Er studierte in Freiburg und Bonn Medizin und fand nach mehrjähriger klinischer Tätigkeit zur Naturheilkunde, deren Denkweise ihm bei der Suche nach den tieferen Krankheitsursachen und ihrer Heilung wesentliche Erkenntnisse vermittelte. Seit 1976 in Freiburg als Arzt niedergelassen.

Dr. med. Götz Blome

# Heilung
# kommt von innen

Briefe an Patienten

Herderbücherei

Originalausgabe
erstmals veröffentlicht als Herder-Taschenbuch

1. Auflage Mai 1985
2. Auflage Januar 1989

# Inhalt

---

# Zum Geleit

Die Fortschritte von Wissenschaft und Technik, die sich auch die heutige Medizin zunutze macht, haben dem modernen Menschen das Gefühl vermittelt, daß Gesundheit machbar ist. Er meint, ein Recht auf sie zu haben.

Das tägliche Leben – vor allem in einer Arztpraxis – zeigt jedoch, daß dies eine Illusion ist. Immer größere Anstrengungen werden darauf verwendet, die Krankheit, oder das, was man offiziell darunter versteht, aus dem Leben des Menschen zu tilgen, ohne ihn wesentlich daran zu beteiligen. Er ist zum Opfer des Normdenkens geworden, zum Objekt, zum entmündigten Patienten. Er zahlt seine Versicherungsbeiträge, *läßt sich behandeln* und erwartet von Gesellschaft und Medizin, daß sie ihm seine Gesundheit zurückgibt oder erhält. Seine äußere Hülle, der Körper, wird therapiert, manipuliert und operiert, doch der in ihm steckende Mensch, sein innerer Kern, wird weitgehend ausgeklammert, da er mit dem Geiste der Technik nicht erfaßbar ist. Die Selbstentfremdung des modernen Menschen manifestiert sich nicht nur in seinem Berufs- und Privatleben, sondern auch im Umgang mit seinem Körper, seiner Gesundheit.

Der heutige Mensch erkrankt an sich selbst, weil sich sein Äußeres vom Inneren getrennt hat. Er befindet sich in einem Zustand der Besinnungslosigkeit. Weder in seiner Arbeit noch in seinem Leben findet er einen wirklichen

Sinn, ganz zu schweigen von seiner Krankheit. Und doch ist es gerade diese Sinnlosigkeit, die seine körperliche Störung zur echten Krankheit werden läßt. Seine Unfähigkeit, sie zu verstehen und positiv zu nützen, führt dazu, daß unsere Gesellschaft trotz höherer Lebenserwartung immer kränker wird. Mag auch unter dem Aspekt einer körperlichen oder sozialpolitischen Norm ein Fortschritt erzielt worden sein, so ist doch die Zunahme der seelischen Krankheiten, der Abhängigkeiten von Drogen und Medikamenten, der Depressionen und Verhaltensstörungen die Kehrseite der Medaille. Die Schwerpunkte haben sich verschoben, haben sich in das Innere des Menschen verlagert, wo ihre Heilungsaussichten wesentlich geringer und ihre Zerstörungen ungleich schwerer sind.

Das vorliegende Buch, das aus der jahrelangen Arbeit mit kranken Menschen entstanden ist, besteht aus einer Reihe von Briefen an Patienten, die die innere Problematik des kranken Menschen und bestimmter Krankheiten ansprechen. Es ging mir nicht darum, Behandlungsrezepte zu geben, sondern dem gesundheitlich gestörten Menschen (und wer von uns ist das nicht?) zu zeigen, daß der *innere Weg zur Heilung* mindestens genauso wichtig ist, wie die äußere Behandlung, ja eigentlich ihre Voraussetzung darstellt.

Unser Leben ist mehr als das Erfüllen einer Norm, eines Klischees oder einer sozialen Pflicht, mehr als das „Absitzen" einer Anzahl von Jahren. Es ist ein Wachstumsprozeß. Es soll und kann uns aufbauen, statt uns zu verbrauchen und zu zerstören. Dafür aber brauchen wir die Übereinstimmung mit „Himmel und Erde", eine Harmonie, die Körper, Geist und Seele erfaßt und uns den Sinn, der sich in unserem irdischen Leben mit seinen Höhen und Tiefen ausdrückt, von Tag zu Tag klarer werden läßt.

Der innere Weg zur Heilung setzt den Wunsch und die Bereitschaft zu Selbsterkenntnis, Wahrheit und Wachstum voraus und kann von jedem, auf seine Weise, gegangen werden. In dem Moment, in dem uns das Leben in Form einer Krankheit wachrüttelt, haben wir die größte Chance, ihn zu beschreiten. Heilung bedeutet Änderung des Zustandes „Krankheit", und je *tiefer* diese Änderung uns erfaßt, desto weiter werden wir kommen.

# Die Geschichte vom Gevatter Tod

Sie wissen, wie schwer die Krankheit Ihres Mannes ist. Die vielen Operationen, die er über sich ergehen lassen mußte, haben ihn zwar am Leben erhalten, ihm aber nicht geholfen. Er lebt nur noch ein künstliches Leben, das ihm seine Umwelt verordnet hat. Immer wenn es kritisch wurde, wenn sein Bewußtsein bereits getrübt war und die „Gefahr" bestand, daß er nicht überleben würde, wurde er operiert und behandelt. Und das, obwohl er schon vorher den Wunsch geäußert hatte, zu sterben.

Wir, die Angehörigen und die Ärzte, konnten seinen Tod nicht ertragen. Auf unseren Wunsch hin muß er weiterleben, nicht weil *er* das wollte. Alle Maßnahmen haben zwar dazu geführt, daß er noch „am Leben" ist – aber ist er das wirklich? Und wie oft macht er uns den Vorwurf: Hättet ihr mich doch sterben lassen!

Wir sind es, die dem Tod nicht ins Auge blicken und ihn akzeptieren können, nicht der Sterbende. Unsere Vorstellungen und Interessen, unsere Ängste und Gefühlsschwächen lassen ihn nicht zu. Wer an der Grenze des Lebens steht, fühlt, daß es richtig ist und gibt sich hinein – wenn er nicht durch zu starken Einfluß von außen in seiner inneren Ruhe und seinem Wissen irritiert und sich selbst entfremdet wird.

Wir, die „Gesunden", sind es, die in den Kranken sich selbst wiederfinden, mit ihnen im wahrsten Sinne des

Wortes leiden, und unsere Unfähigkeit, Schmerzen und Krankheit zu ertragen, ist häufig der Grund unserer Hilfe. Aus unserer Angst vor dem eigenen Tod erlauben wir den Kranken nicht zu sterben, aus der Angst vor dem Schmerz, der doch auch ein Ausdruck unseres Lebens ist, bringen wir ihn eilfertig um die Chance, daraus etwas zu erkennen und sich zu ändern, und aus der Unfähigkeit, unsere Lebensprobleme zu lösen, „befreien" wir auch andere davon.

Die Natur ist gnädig, sie läßt uns rechtzeitig an einer „normalen" Krankheit sterben. Ich habe beobachten können, daß gerade der Krebskranke längst nicht so viel zu leiden hat, wenn die Krankheit den vom Körper und seinen Möglichkeiten bestimmten Verlauf nehmen kann. Die gefürchteten Schmerzen, die der „moderne" Krebskranke zu erleiden hat, sind oft, wenn nicht immer, das Ergebnis einer Behandlung, die nur das jeweils größte Loch stopft, und die nur auf das Weiterleben ausgerichtet ist, koste es, was es wolle.

Äußerlich mag die Krankheit dann vielleicht nicht mehr sichtbar sein, aber innerlich schreitet sie fort, denn sie betrifft ja den ganzen Körper, nicht nur die äußerliche Geschwulst. Wir nehmen ihr durch die äußerliche, technisch-chemische Behandlung ihre Ausdrucksmöglichkeit, so daß sie, in die Tiefe verdrängt, dort um so mehr wütet. Das führt zu den bekannten schweren Schmerzen des Krebskranken, nicht zu sprechen vom seelischen Schmerz, den er als Abgestempelter, Entmündigter und der Medizin Ausgelieferter erleiden muß.

Er verliert seine menschliche Würde, – nicht nur in seiner Seele, sondern auch im Körper. Er wird belogen, hingehalten und behandelt. Er darf nicht im Fieber, im Koma oder an der Sepsis sterben, die ihm die gnädige Natur schickt, sondern er muß das über sich ergehen lassen, was der Mensch in seiner geistigen und gefühlsmäßigen Unzulänglichkeit ersonnen hat. Er muß leben und leiden, weil *wir* nicht sterben und also auch ihn nicht sterben lassen können.

Er wird von Menschen behandelt, die zwar wissen, wie man eine komplizierte Maschine bedienen oder eine hochspezialisierte Laboranalyse deuten muß, die aber mit dem, was wirklich vorgeht, nichts zu tun haben wollen, weil sie es nicht ertragen können. Sie verbringen zwar ihr Leben unter Kranken und Sterbenden, haben sich aber innerlich dagegen gepanzert und abgestumpft.

Unser Leben und Sterben ist ein Geheimnis, das wir nicht mit Hilfe unserer Wissenschaft erklären oder verstehen können. Es ist für alle Beteiligten eine Erfahrung, ein Erlebnis, eine Möglichkeit, – die Pforte in eine andere, höhere Dimension der Selbsterkenntnis und des in uns liegenden Sinnes. Weil wir so wenig bereit sind, es so zu sehen, wie es ist, müssen wir ständig die Augen vor ihm verschließen und können nur in der Welt unserer Vorstellungen, die die Folge von Ängsten und Unfähigkeiten sind, leben.

Wir sollten das, was wir in der Krankheit Ihres Mannes erleben, als ein Mysterium von hoher Bedeutung betrachten. Es ist unsere Wirklichkeit, die wir doch so wenig verstehen. Wir können ohnehin nicht nachempfinden, was in ihm vorgeht und welche Bewußtheit er in dieser Lebenslage hat. Wir sollten das Gesetz, das sich in ihm und seiner Krankheit ausdrückt, nicht gewaltsam zu ändern versuchen, sondern ihm *sein* Leben lebbar machen, so daß er seiner Aufgabe, zum gegebenen Zeitpunkt zu sterben und sich umzuwandeln, mit innerer Bereitschaft, Ruhe und Überzeugung nachkommen kann. Wir sollten ihn aus dem Zwang unserer eigenen Ängste, Wünsche und Vorstellungen entlassen.

Er muß leben und sterben dürfen, wie es *ihm* entspricht, und dazu braucht er eine Behandlung, die sich der in uns waltenden Natur als Werkzeug zur Verfügung stellt, die daher auch grundsätzlich bereit ist, ihr die Entscheidung über Leben und Tod, Gesundheit oder Krankheit, zu überlassen.

Zum Schluß möchte ich Ihnen die GESCHICHTE VOM GEVATTER TOD erzählen:

Es war einmal ein armer Mann, dem ein Sohn geboren wurde. Seine Freude war groß, und als die Zeit kam, ihn taufen zu lassen, machte er sich auf die Suche nach einem Paten.

Doch weil er so arm war, wollte niemand der Gevatter seines Sohnes werden. So suchte er landauf, landab und war schließlich nahe daran, die Hoffnung aufzugeben, als er eines Tages eine geheimnisvolle Gestalt bemerkte, die schweigend neben ihm herging. Zuerst erschrak er sehr, denn er stellte fest, daß sie nicht von seiner Seite wich, wohin er sich auch wendete.

Mit der Zeit jedoch empfand er eine seltsame Verbundenheit, ja Freundschaft, zu seinem Weggenossen, – und plötzlich kam ihm der Gedanke, daß er ihn bitten könne, der Pate seines Sohnes zu werden.

Kaum hatte er dies gedacht, da sagte sein Begleiter zu ihm: „Ja, ich werde der Gevatter deines Sohnes sein, und als Geschenk werde ich ihm die Kunst verleihen, kranke Menschen zu heilen. Er kann ein großer Arzt werden. Aber ich stelle ihm eine Bedingung: er darf einen Kranken nur dann behandeln, wenn er mich am Kopfende seines Bettes stehen sieht. Niemand, außer dein Sohn, wird mich bemerken können. Findet er mich aber am Fußende, so darf er nicht versuchen, den Kranken zu retten. Denn dieser Mensch ist mein."

In diesem Moment erkannte der arme Mann, daß sein Begleiter der Tod war, und tiefe Freude erfüllte ihn, denn er wußte, daß er keinen besseren Gevatter hätte finden können.

Der Sohn wurde ein berühmter Arzt. Wen er behandelte, der wurde gesund, und wenn seine Krankheit noch so schwer war. Niemand jedoch bemerkte den Gevatter am Krankenbett. Sah ihn der Sohn am Kopfende stehen, schweigend und unbeweglich, dann setzte er sein ganzes Wissen und Können ein. Er hatte eine glückliche Hand, und ein Segen lag über seiner Kunst.

Fand er den Gevatter aber am Fußende, dann beugte er sich in Demut und machte keinen Versuch, den Kranken zu retten. Denn er wußte, daß dessen Zeit gekommen war. Aber er versuchte, ihm seine Aufgabe zu erleichtern. Er erklärte ihm, daß niemand verlassen ist, sondern stets unsichtbare Freunde um ihn sind, zu denen auch der Tod gehört, der da bei ihm stand. Viele Kranke verloren dadurch ihre Angst und ließen sich ruhig vom Gevatter an der Hand nehmen und in eine andere Welt geleiten.

Eines Tages wurde die Tochter des Königs krank. Aus aller Welt wurden Ärzte herbeigerufen, aber keiner konnte sie heilen. Ihr Zustand verschlechterte sich von Tag zu Tag. Der König sah, daß er sich von seinem einzigen Kinde trennen mußte, doch er wollte sich diesem schweren Schicksal nicht beugen.

So ließ er überall im Reich verkünden, daß er dem seine Tochter und den Thron geben werde, der sie retten könne. Auch der Sohn hörte davon. Er hatte die Prinzessin einmal gesehen, und ihr Bild hatte sich in flammender

Liebe in sein Herz eingeprägt. So eilte er ins Schloß, um sie zu retten – und sich den Lohn zu verdienen.

Er trat an ihr Bett, hingerissen und erschüttert. Die Schwere ihrer Krankheit hatte ihre Schönheit nicht zerstört. Doch er wußte, daß nicht mehr viel Zeit blieb. Ohne zu überlegen, begann er, die Medizin zu bereiten.

Da, mit einem Male, sah er eine Bewegung am Fußende ihres Bettes. Noch nie hatte er vergessen, nach dem Gevatter zu sehen. Und da stand er!

Ein unsäglicher Schmerz erfüllte sein Herz, denn er wußte, daß sie verloren war. Er mußte sie ihrem Schicksal überlassen, wie immer, wenn der Tod am Fußende stand.

Durfte er nicht einmal eine Ausnahme machen, für sie die ihm alles bedeutete?

Der Tod schwieg, aber einen Moment lang sah es so aus, als hätte er warnend einen Finger gehoben. Plötzlich jedoch sprang der Sohn auf das Bett zu und riß es mit einem gewaltigen Ruck um seine Achse herum, so daß das Kopfende jetzt dort stand, wo vorher das Fußende war. Dann sank er bewußtlos zu Boden. Niemand konnte seine Handlung verstehen.

Die Prinzessin wurde, wie durch ein Wunder, in kurzer Zeit wieder gesund. Doch es schien, als läge seit ihrer wunderbaren Rettung ein Fluch über dem Königshause, zu dem jetzt auch der Sohn gehörte. Die Prinzessin war seine Frau geworden, und er hatte den Thron bestiegen, doch nie wieder sah man Freude in seinem Gesicht. Eine schwere, unsichtbare Last drückte ihn nieder, und auch die Prinzessin und ihr Vater wurden von dieser unerklärlichen, tiefen Schwermut befallen.

Und solange sie nicht verstanden, was geschehen war, wurden sie ihres Lebens nicht mehr froh.

# Lebensgesundheit

Sie interessieren sich für eine Behandlung mit natürlicher Medizin. Damit Sie nicht mit unerfüllbaren Hoffnungen oder falschen Erwartungen zu mir kommen, will ich versuchen, Ihnen etwas vom Wesen einer solchen Behandlung zu vermitteln.

Wenn eine Behandlung Erfolg haben soll, muß alles zusammenpassen: Patient, Arzt und Therapie. Es gibt kein Allheilmittel, das bei allen Menschen in der gleichen Weise wirkt und auch keinen Arzt, der allen helfen kann. In der Hand des einen Arztes kann eine Methode erfolgreich sein, bei einem anderen dagegen versagen. Sie muß ihm von ihrem Geiste her entsprechen, wie das Instrument dem Künstler, und seine Kunst muß wiederum dem Patienten zusagen.

Der heutige Trend, für alles das gleiche Patentrezept zu suchen, verstößt gegen das Gesetz der Vielfalt und der subtilen Übereinstimmungen, das in der ganzen lebendigen Natur herrscht. Ein Mittel, das einmal gewirkt hat, braucht das nicht jedes Mal zu tun. Wir sind vielen unerkennbaren Einflüssen unterworfen, die das automatische Einhalten fester Regeln nur in begrenztem Umfang erlauben. Gerade bei schwierigen menschlichen und gesundheitlichen Problemen muß immer wieder nach einem neuen, den Umständen angemessenen Weg gesucht werden.

Krankheit äußert sich immer gleichzeitig auf verschiedenen Ebenen: im Körper, der Seele, dem Geist, dem Bewußtsein und der ganzen Existenz. Es ist möglich, sie von jeder Ebene aus anzugehen. Üblicherweise beschränkt man sich heute auf die körperlichen Beschwerden und spricht dann von Heilung, wenn sie verschwunden sind, bzw. wenn eine festgelegte Norm, wie z. B. ein Laborwert, erreicht ist.

Dabei besteht jedoch die Gefahr, daß sich nur die Symptome ändern, die Gesamtentwicklung in Richtung Krankheit jedoch weitergeht – nur schlechter erkennbar und heilbar. Der Kranke bekommt dann durch das isolierte Verschwinden eines Symptoms die Illusion beschert, alles sei in Ordnung. Doch verliert er dabei das Gefühl und Bewußtsein für sich, und die Krankheit dringt tiefer in sein Inneres ein. Eines Tages erwacht er dann vielleicht und kann nur noch verzweifelt fragen, welchen Sinn sein Leben eigentlich habe.

Immer will eine Krankheit uns etwas bewußt machen und uns in eine andere Richtung führen: durch eine neue Erkenntnis, die unsere innere Einstellung und damit auch unser äußerliches, praktisches Leben beeinflußt. Eine solche Richtungsänderung führt uns aus der Schwierigkeit, in die wir sonst noch tiefer geraten müßten, und vertieft unseren Einblick in das Leben.

Wir müssen immer wieder feststellen, daß unser Gesundheitsideal – eine gesunde Psyche in einem gesunden Körper – äußerst selten, wenn nicht eine Illusion ist. Denn bei genauer Betrachtung finden wir bei jedem Menschen irgendwelche krankhaften Störungen.

Ist der Mensch also eine Fehlkonstruktion und hat die Kraft, die ihn geschaffen hat, versagt?

Diese Frage wird sich nur beantworten lassen, wenn wir

aus einer anderen Sicht an sie herangehen. Es gibt in uns eine Ebene, von der aus wir das, was uns unverständlich, widersprüchlich oder sinnlos erscheint, obwohl es unser Leben darstellt, miteinander verbinden können: die Ebene unseres Bewußtseins. Gelingt es uns, mit seiner Hilfe in alles einen Sinn zu bringen und mit unserem Leben, also auch dem jeweiligen Gesundheitszustand, trotz allem irgendwie zufrieden zu sein, dann haben wir den Schlüssel zur höchsten Form der Gesundheit: der *Lebensgesundheit*.

Der übliche Gesundheitsbegriff schließt das Bewußtsein nicht mit ein, obwohl in ihm unsere größte Kraft liegt. Man spricht nur von Körper und Psyche. Oft genug aber kann man beobachten, daß körperlich oder psychisch kranke Menschen dennoch ein Leben führen können, das sie aufbaut, menschlich reifen läßt und auf eine erstaunliche Weise befriedigt. Es sind Menschen, die sich *bewußt* über das herrschende Gesundheitsklischee erheben, für die plötzlich die „Normabweichung Krankheit" keine krankmachende Bedeutung hat, und deren Leben in seiner Gesamtheit „gesund" ist. So kann ein Mensch z. B. Krebs haben, ohne wirklich krank zu sein.

Lebensgesundheit bedeutet innere Zufriedenheit, menschliche Qualität und Reife, Kraft für den Schicksalsweg und die Fähigkeit zu echter, aufbauender Lebensfreude. Wenn es uns gelingt, dieses unser einmaliges Leben so zu leben, daß wir aus ihm etwas beziehen, oder andersherum gesagt, wenn wir irgendwie den Sinn dieses Lebens, das wir ja leben *müssen,* erfassen und akzeptieren können, dann haben wir die Gesundheit des Lebens erreicht, die kein endgültiger, starrer, sondern ein dynamischer, sich ständig verändernder Zustand ist. Hierzu kann (aber muß natürlich nicht) das passen, was wir normalerweise „Krankheit" nennen, ja sie scheint oft sogar unerläßlich zu sein, um Selbsterkenntnis und Sinnfindung zu erreichen.

Auf dieses Ziel, die Lebensgesundheit, soll die ärztliche Therapie meiner Meinung nach ausgerichtet sein. Die körperlichen Beschwerden dürfen dabei selbstverständlich nicht außer Acht gelassen werden, aber ihre Behandlung muß dem Zusammenhang von Seele, Geist und Bewußtsein Rechnung tragen.

Falls nicht sehr starke akute Schmerzen bestehen, die eine bewußte Kontrolle unmöglich machen und deshalb Vorrang haben, sollte die Behandlung nicht mit einem festen Ziel begonnen werden, sondern aus dem Wunsch, daß es irgendwie „vorangehen" möge. Das kann bedeuten, daß das Leben einen Sinn oder eine andere Richtung bekommt, daß ein Mensch die Fähigkeit erwirbt, seine Probleme zu lösen und sich aus Abhängigkeiten, welcher Art sie auch sein mögen, zu befreien, daß er die Körperbeschwerden besser ertragen kann oder daß sie, was der häufigste Wunsch am Anfang jeder Behandlung zu sein pflegt, gänzlich verschwinden.

Eine natürliche Medizin will den Menschen in seiner inneren Struktur harmonisieren, seine Abwehrsysteme stärken oder wiederherstellen und dem Körper so auch zu äußerlicher Kraft und Gesundheit verhelfen. Sie wirkt *durch* die Natur und vergewaltigt sie nicht. Sie spricht die Selbstheilkraft des Menschen an unter besonderer Berücksichtigung seines bewußten innerlichen Wachstums, das allein ihn vor Rückfällen bewahren kann.

Sie versucht nicht, ihn nur vordergründig von einem Symptom zu befreien (das meist mit der eigentlichen, tiefer sitzenden Störung verwechselt wird), und damit gleichsam alles, was dazu geführt hat, ungeschehen zu machen. Denn das würde bedeuten, ihn um sein Schicksal zu betrügen, seine Chance zur Weiterentwicklung zu nehmen und ihn sich selbst zu entfremden.

Ich kenne Menschen, die die Einnahme sofort wirkender, schwerer Medikamente mit der Begründung ablehnen, daß sie dann ihre Krankheit nicht mehr fühlen und an ihr arbeiten können.

Fast alle medizinischen Systeme wollen dem Menschen dabei helfen, der Krankheit zu entfliehen oder sie zu bekämpfen wie einen Feind. Sie ignorieren dabei die Erfahrung, daß sie solange in den verschiedensten Formen wiederkommt, bis ein Mensch sie nicht mehr für sein inneres Wachstum braucht und sie ihren Sinn erfüllt hat.

Der natürlichen Medizin geht es nicht darum, mit allen Mitteln und Tricks einen bestimmten Zustand, der als Gesundheit definiert ist, zu erreichen, sondern sich der in uns waltenden Natur als Werkzeug zur Verfügung zu stellen, im Wissen, daß sie die Herrin ist. Sie ist daher grundsätzlich auch bereit, ihr die Entscheidung über Leben und Tod, Gesundheit und Krankheit zu überlassen. Sie fühlt sich in die Komplexität der Naturvorgänge eingebettet und sieht sich als Förderin des vom Leben selbst angestrebten und von ihm auch zu vollziehenden Gesundungsprozesses, wie auch immer dieser aussehen mag.

Es kann ein Zustand körperlicher Beschwerdefreiheit erreicht werden. Es kann aber auch ein höher orientierter Entwicklungs- und Gesundungsprozeß sein, der vor allem die innere Qualität eines Menschen betrifft, aber nicht immer Beschwerdefreiheit mit sich bringt.

Menschen, die sich ihr zuwenden, tun dies aus dem (oft instinktiven) Wissen um ihre Rolle im Naturgeschehen und einem Gefühl für die in ihnen wirkenden Kräfte. Sie bemühen sich, die Verbindung zu ihnen zu erhalten und zu intensivieren. Sie haben ein Bedürfnis nach einer Harmonie, die der Natur entspricht und auch ihr Inneres gestalten kann. Sie sind nicht „Macher" ihres Schicksals, sondern bemühen sich darum, es in seinem inneren Sinne zu vollziehen.

Die natürlichen Arzneien sprechen in erster Linie die Selbstheilkraft des Körpers an. Sie sind darauf angelegt, ihm in seinem Bemühen um Wiederherstellung oder Aufrechterhaltung seines individuell optimalen Funktionszustandes zu helfen.

Der Körper hat viele Abwehrsysteme und Heilreaktionen: Fieber, Schweiß, Eiter, Ausdünstungen, Ekzeme, Hautreaktionen, Auswurf, Ausatmung, Entzündungen, Änderungen der psychischen Reaktionen. Sie werden oft fälschlich für die Krankheit gehalten, obwohl sie bereits das erfreuliche *Zeichen der Selbstheilung* sind.

Stets sind sie optimal dem Bedürfnis des Organismus angepaßt, und nur eine Maßnahme, die sich in ihren Dienst stellt, kommt dem Wesen einer natürlichen Heilung nahe. Denn letztlich findet diese immer nur in der einzelnen Zelle und den ihr beigeordneten Funktionssystemen statt. Der Körper heilt, nicht die Medizin. Sie soll ihm aber seine Aufgabe erleichtern und ermöglichen.

Wenn Sie erwarten, daß ich Ihnen Ihre Beschwerden und Probleme beseitige, ohne daß Sie selbst grundlegende Wandlungen und Änderungen durchmachen, werden Sie enttäuscht werden. Diese Änderungen können sich in Ihren Ernährungs-, Arbeits- oder Lebensgewohnheiten, in Ihrem Verhalten gegenüber anderen Menschen oder in Ihrer Haltung sich selbst gegenüber vollziehen. Falls es Ihnen nur um den oberflächlichen, schnellen Effekt – sozusagen ohne Nachdenken – geht, rate ich Ihnen, eine andere Therapie zu wählen, die in diesem Sinne aufgebaut ist.

Ich kann Ihnen nicht die Garantie geben, daß die Gesundung in einer *bestimmten* Weise und Zeitspanne erfolgt, denn darüber entscheidet Ihr inneres Gesetz. Auch kann ich Sie nicht mit Sicherheit vor noch schwererer Krankheit bewahren, denn das Schicksal läßt sich nicht zwingen. Wir können uns nur nach besten Kräften bemühen, – letzten Endes jedoch entscheidet über den Erfolg eine höhere Instanz.

Sie können auf dem Weg zu einer wirklichen Gesundung, d. h. der inneren Wandlung, Hilfestellungen und Unterstützung bekommen, die eigentliche Arbeit aber muß von Ihnen geleistet werden. Das Äußere hängt mit dem Inneren zusammen. Wenn eine Änderung eintritt, erfaßt sie beides. Wie das allerdings dann aussehen wird, läßt sich nicht sicher voraussagen. Häufig bedeutet es das Verschwinden der Schmerzen und Beschwerden. Es kann aber auch „nur" eine Änderung Ihrer Einstellung zu Ihrer Krankheit sein, so daß Ihr Leben erträglicher oder sinnvoller wird.

Erforderlich ist die Bereitschaft, etwas über sich aus der Krankheit zu lernen oder zu erkennen und manchmal auch auf schnelle, vordergründige Effekte zu verzichten. Denn es geht um die Lebensgesundheit.

# Sucht

Man kann mit Akupunktur, Hypnose und mit bestimmten Medikamenten durchaus etwas gegen die Rauchsucht unternehmen. Ich bin inzwischen davon abgekom-
men, weil ich glaube, daß man damit nur oberflächliche
Erfolge erzielt, aber das Problem, das seine Wurzel im
Psychischen hat, nicht beseitigt und die existenzielle Ge-
samtsituation eines Menschen verschlechtert. Man kann
das als Patient oder Arzt natürlich unter verschiedenen
Aspekten sehen, und jeder muß für sich entscheiden, was
er will: das momentane Verschwinden eines Problems,
wobei es, ohne gelöst zu sein, ins Unterbewußte verdrängt wird, oder aber das bewußte Bemühen um inneres Wachstum und Überwindung von Unzulänglichkeiten und Schwächen. Im ersten Fall pflegt das Problem
nach einiger Zeit genauso oder in anderer Form wieder-
aufzutauchen und die gleiche Qual zu verursachen, – im
anderen Falle wächst die persönliche Kraft eines Menschen und seine Fähigkeit, sein Leben in einer positiven
Weise zu meistern.

Jetzt, da Ihnen das Problem Ihrer Raucherei, die Sie
selbst als Sucht bezeichnen, so deutlich geworden ist, hätten Sie die Chance, einen grundsätzlichen Schritt nach
vorn zu tun, – nicht indem Sie es mit aller Gewalt aus der
Welt schaffen, sondern mit seiner Hilfe einige Ihrer inne-

ren Schwächen erkennen und sich um Änderung bemühen.

Alles, was wir verdrängen, beherrscht uns auf unheimliche Weise, und erst wenn wir uns einer Schwierigkeit, die auf unserem Lebensweg liegt, stellen und in der Auseinandersetzung mit ihr zu Klarheit und Selbsterkenntnis kommen, sind wir frei und können mit größerer Kraft vorwärtsschreiten. Das brauchen nicht gleich weltbewegende Erkenntnisse zu sein, denn manchmal ist es nur ein Sandkorn, das das Getriebe blockiert. Auch eine „kleine" Erkenntnis kann alles verändern: wenn sie in unserem momentanen Leben eine Schlüsselstellung einnimmt, kommen wir eben nicht um sie herum.

Wenn Sie davon ausgehen, daß Sie nicht grundlos zur Zigarette greifen und daß Ihnen das Rauchen in bestimmten Situationen „etwas bringt", können Sie das ganze Problem in einem anderen Licht sehen. Sie können sich fragen, welchen Nutzen Sie in diesem Moment aus dem Rauchen gezogen haben und welcher Schwierigkeit Sie damit ausgewichen sind. Denn grundsätzlich stellt jede Sucht (auch eine so alltägliche wie das Rauchen) den Versuch dar, einem Existenzproblem auszuweichen, um sich nicht mit ihm auseinandersetzen zu müssen. Ständig werden wir mit Schwierigkeiten konfrontiert, von denen wir glauben, daß wir „nichts für sie können", die sich aber bei genauem Hinsehen als die Folge eigener Unzulänglichkeiten zu erkennen geben.

Die Tendenz zu Selbstentfaltung und Wachstum ist eine der stärksten Kräfte in uns. Sie führt uns (für uns meist unbewußt) immer wieder an jenen Punkt, an dem die Notwendigkeit zur Weiterentwicklung am größten ist, weil er unser gesamtes Wachstum behindert. Um weiterzukommen, müssen wir genau an diesem Punkt den nächsten Schritt tun. Jeder von uns kennt ja das Gefühl von Freiheit, Befriedigung und Kraftzuwachs, wenn er ein schwieriges Problem gelöst hat oder aus dem Strudel einer Krise verändert wiederaufgetaucht ist.

Ein lebendiges System, wie es ja auch der Mensch darstellt, funktioniert immer nach dem Prinzip des Optimums: stets ist das, was wir tun – *unter Berücksichtigung aller Umstände* – das Bestmögliche. Allerdings ist dies ein (primär) lineares Prinzip, d. h. auf eine bestimmte Ebene beschränkt. Das Optimum, der Weg des geringsten Widerstandes, wird auf der Ebene gesucht, auf der sich das Problem präsentiert.

Ein einfaches Beispiel: ein Mensch, der am Verdursten ist, trinkt auch verschmutztes Wasser, selbst wenn er weiß, daß er in anderer Hinsicht dadurch Schaden erleidet. Ähnlich verfährt der unbewußte Mensch in seinem täglichen Leben: er befriedigt stets das nächste und primitivste Bedürfnis, – „ohne Rücksicht auf Verluste".

Wir Menschen existieren jedoch gleichzeitig auf verschiedenen Ebenen: auf derjenigen des täglichen, unbewußten Lebens mit seinen praktischen Schwierigkeiten und Möglichkeiten, aber auch auf derjenigen der unfaßbaren, unmateriellen Phänomene, nämlich der Gefühle, des Geistes und des Bewußtseins. Üblicherweise nennen wir diese die „höheren" Ebenen.

Je nach der inneren, anlagemäßigen Struktur eines Menschen ergibt sich nun häufig die Schwierigkeit, daß eine bestimmte Verhaltensweise für die eine Ebene richtig und günstig ist, gleichzeitig für eine andere aber hinderlich. Ein Mensch kann auf ein Problem seines täglichen, von unbewußten und oft schlechten Gewohnheiten geprägten Lebens angemessen reagieren, aber damit zugleich gegen seine „höheren" geistigen oder gefühlsmäßigen Bedürfnisse verstoßen. Er tut dann äußerlich etwas, was er innerlich verurteilt.

Es gibt allerdings auch Menschen, deren Struktur so homogen und ausgeglichen ist, daß die verschiedenen Ebenen ihrer Existenz, ihr Äußeres und ihr Inneres, nicht in Konflikt miteinander kommen. Warum das so ist, entzieht sich unserer Erkenntnismöglichkeit. Wir müssen nun einmal so sein, wie wir geschaffen wurden. Auch die (auf der Stufe menschlicher Vorstellungen angesiedelte) Lehre von Karma und Inkarnation kann nicht wesentlich in dieses Dunkel hineinleuchten.

Es gibt aber eine Kraft in uns, die uns aus dem Wirrwarr der Konflikte herausführen kann: unser Bewußtsein. Zwar haben wir unter Problemen und Konflikten, die uns unser Schicksal beschert, zu leiden, aber gleichzeitig können wir dies bewußt erkennen. Daher sind wir ihnen nicht dumpf und hoffnungslos ausgeliefert, sondern können (und sollen) aus den scheinbar nicht zusammenpassenden Bausteinen unserer Schwierigkeiten ein harmonisches, in einem höheren Prinzip geeintes Kunstwerk schaffen. Das ist unsere Aufgabe, und unser Leben ist das ständige Zeugnis unserer Arbeit.

Auch die Sucht ist eine „optimale Verhaltensweise", so seltsam das im ersten Moment klingen mag. Sie führt zur sofortigen Erleichterung, denn mit ihrer Hilfe kann sich ein Mensch in eine Scheinwelt begeben, in der das fragliche Problem nicht besteht, oder es einfach überspielen.

Dieser vordergründige Vorteil ist allerdings auf diejenige Ebene beschränkt, auf der sich unsere Handlungen abspielen. Auf den höheren Ebenen, die unserem Willen entrückt sind, können sich jedoch erhebliche Nachteile ergeben, denn die bewußte Entwicklung, die in unmittelbarem Kontakt mit der Wirklichkeit des Lebens (in der jeweils überschaubaren Vielschichtigkeit) erfolgen muß, findet nicht statt. Daraus resultiert ein tiefer, existentieller Schmerz, der als Depression empfunden wird.

Er kann nur vermieden werden, indem der Maßstab für das Optimum auf diesen höheren Ebenen gesucht wird, so daß ein Mensch *in seiner Gesamtheit* eine positive, aufbauende Entwicklung nimmt. Zum Beispiel ist es letzten Endes leichter, einen Schmerz, den wir einem höheren Ziel unterordnen, zu ertragen, als körperlich schmerzlos zu sein und im Leben keinen Sinn zu finden.

Andernfalls muß die Depression, die eine Art Selbstwahrnehmung darstellt und auch als „Existenzschmerz" bezeichnet werden kann, unterdrückt und stumm gemacht werden, was nur durch Suchtmittel (bis zu einem bestimmten Grad) gelingt. Es ist ein Weg der Selbstzerstörung, der uns allerdings nur bei schweren Rauschgiften richtig auffällt. Wir können ihn zwar nur bis zum uns meist schrecklich erscheinenden Tode verfolgen. Es besteht aber dennoch Grund zu der Annahme, daß auch solche „verlorenen" Existenzen in einem kosmisch sinnvollen Entwicklungsprozeß stehen.

Einerseits rauchen Sie in Ihrem täglichen Leben, andererseits jedoch leiden Sie anscheinend körperlich und seelisch darunter. Sie finden sich im Konflikt zwischen dem momentanen, vordergründigen Vorteil Ihrer Sucht und dem (auf Ihren höheren Ebenen liegenden) Gefühl eines frustrierenden Nachteils wieder. Jetzt haben Sie die Möglichkeit, durch eine bewußte Arbeit an sich selbst den kleinen Vorteil gegen den großen einzutauschen: im Bereich Ihres momentanen, praktischen Lebens mit all seinen deprimierenden Problemen könnten Sie die kleine Unannehmlichkeit, die Sie sonst mit der Zigarette „wegpusten", auf sich nehmen, um sich den großen Schmerz einer sinnentfremdeten Existenz zu ersparen. Ihr jetziger Wunsch, sich von der Rauchsucht zu befreien, kann bedeuten, daß Sie diesen „höheren Weg" gehen wollen.

Wenn Sie dies wirklich wollen, wird Ihnen eine Behandlung, die nur darauf ausgerichtet ist, das *Symptom* Rauchen ohne persönliche Arbeit verschwinden zu lassen, wenig nützen. Denn Ihre jetzige Tendenz, sich (auf Kosten Ihrer Gesamtentwicklung) schnell und vordergründig zu befriedigen, wird dadurch nicht aufgehoben, sondern nur eine andere Erscheinungsform annehmen, die aber dann wesentlich schwerer zu erkennen ist. Ihre Frustration oder Verzweiflung darüber wird weiterbestehen, bis Sie sich entweder abstumpfen oder gefühllos machen oder doch eines Tages den „höheren Weg" einschlagen.

Immer wenn Sie zur Zigarette greifen, haben Sie die Chance, ganz real und aktuell zu erkennen, welcher Schwierigkeit Sie ausweichen. In diesem Moment könnten Sie, statt zu rauchen und vor dem Problem zu fliehen, einen Schritt nach vorne tun und Ihre Angst oder Bequemlichkeit zu überwinden versuchen. Es ist ja weniger wichtig, daß Sie jetzt sofort mit dem Rauchen aufhören, als daß Sie die für Sie darin liegende Möglichkeit nützen. Vielleicht werden Sie im ersten Moment die Behauptung, daß Sie einem Problem ausweichen, ablehnen. Mancher sagt ja, es schmecke ihm einfach. Das mag sein. Wenn aber eine Verhaltensweise Suchtcharakter hat, d. h. dem Menschen seine Freiheit nimmt, liegt ihr in jedem Fall ein Existenzproblem zugrunde.

Auf der Suche danach tauchen einige Fragen auf:

Warum stört es Sie eigentlich, daß Sie rauchen? Ist es die Angst vor den angeblichen Gesundheitsschäden? Ist es der Druck der Familie? Ist es die Tatsache, daß Sie darin eine Sucht erkannt haben, d.h. Ihr Ausgeliefertsein und Ihre Schwäche? Ist es das Gefühl, daß etwas hinter der Raucherei steckt, das Sie nicht verstehen? Paßt es nicht zu Ihrem Image als Naturmensch? Sind Sie evtl. das „Opfer" eines Modetrends?

Sind Sie innerlich wirklich von der Notwendigkeit, das Rauchen aufzugeben, überzeugt?

Was war der wirkliche (innerliche) Grund dafür, daß Sie nach so langer Zeit das Rauchen wieder aufgenommen haben? Welches ungelöste oder unlösbare Problem war der Anlaß dafür? Wovor sind Sie ausgewichen und weshalb? Können Sie sich dies momentan überhaupt eingestehen? Welche belastenden Umstände, zu denen Sie noch keine klare innerliche Haltung finden konnten, existieren in Ihrem Leben? Was ist ggfs. das Belastende daran? Können Sie erkennen, inwiefern sie nur der äußere Ausdruck einer inneren Schwierigkeit oder Unfähigkeit sind (denn sie sind es immer!)?

Was fühlen Sie, wenn Sie zur Zigarette greifen, wenn Sie sie anzünden, sie rauchen?

Das sollten Sie jedes Mal ganz genau beobachten, um zu erkennen, was Ihre wahren Motive sind und inwieweit Ihnen das Rauchen wirklich etwas nützt. Es ist sicher besser, wenn Sie weiter rauchen, bis Sie ganz klar erkannt haben, was sich da abspielt.

Entweder werden Sie dann eines Tages sagen können „Ich *brauche* nicht mehr zu rauchen" (statt ich *darf* nicht rauchen!), oder Sie werden in der Raucherei einen Sinn finden und sie in einer Weise betreiben, daß Sie dadurch nicht in Schwierigkeiten kommen, – seien sie nun körperlicher oder seelischer Art. Man muß ehrlicherweise zugeben, daß es Menschen zu geben scheint, die durch das Rauchen nicht wesentlich geschädigt werden.

Sie könnten die Raucherei, die Sie momentan aus einem inneren Zwang nicht aufgeben können, insoweit akzeptieren, daß Sie sich sagen „Irgendwie hilft sie mir, bestimmte Situationen oder Gefühlszustände zu überspielen oder zu ertragen. Also kann ich durch sie auch diese Situationen und meine Gefühle erkennen, wenn ich mich beim Rauchen genau und ehrlich beobachte. Grundsätzlich aber sind mir die Vorteile, die ich dadurch habe, angesichts der gleichzeitigen Nachteile zu gering".

Bei jeder Zigarette können Sie eine Schwäche oder Unfähigkeit erkennen, sich mit ihr bewußt auseinandersetzen und versuchen, sich von ihr zu trennen. Sie können sie überwinden oder eine andere Einstellung zu ihr gewinnen. Damit verschwindet das Problem Rauchen aus Ihrem Leben, und Ihre Aufmerksamkeit kann sich viel Wichtigerem zuwenden. Es wird der Zeitpunkt kommen, an dem Sie sagen können „Ich will dieses Problem jetzt lösen, anstatt es mit einer Zigarette zu überspielen".

Vielleicht erkennen Sie, daß es sich entweder um die Unfähigkeit handelt, ein Gefühl voll zu ertragen (seien es nun Wut und Enttäuschung oder Freude und Glücklichsein), oder um die Unfähigkeit, Ihr Leben stets bewußt und aufmerksam zu gestalten („Gedankenlosigkeit"), oder die Unfähigkeit, sich in einer Gemeinschaft zu sich selbst zu bekennen und einem gesellschaftlichen Druck zu widerstehen (Außenseiterrolle), oder die Unfähigkeit zum menschlichen Kontakt aus sich heraus (die Zigarette als „Kontaktvehikel", als verbindendes Element). Vielleicht werden Sie noch andere Möglichkeiten zu persönlichem Wachstum entdecken.

Auf jeden Fall wird Ihre bewußte Arbeit dann an Ihrer Person ansetzen. Sie werden sich bemühen, menschlich in dem Sinne voranzukommen, der Ihrem inneren Gesetz entspricht. Sie werden freier und stärker werden. Das Rauchen werden Sie vielleicht aufgeben, nicht nur weil Sie es *nicht mehr brauchen,* sondern weil Sie feststellen werden, daß das Ausweichen in die Sucht Ihr persönliches Wachstum behindert. Nicht nur Rauschgifte sind Suchtmittel, – auch Essen, Arbeiten, Fernsehen, „Zeitvertreib" und Ablenkung können Suchtcharakter haben.

Stets werden wir frustriert, wenn es uns nicht gelingt, aus der Gesamtheit aller unserer Anlagen und Möglichkeiten zu reagieren oder leben. Das Gefühl, daß nicht alles getan oder ausgeschöpft wurde, hinterläßt Unzufriedenheit. Wir registrieren diesen Punkt als Schwäche, weil wir tief innerlich wissen, daß wir nicht aus der ganzen Fülle unserer Kraft gelebt haben.

Eine der Wurzeln für diesen frustrierenden Verzicht auf volle Lebensentfaltung liegt in der Kindheit, in der wir in der Auseinandersetzung mit einer übermächtigen und oft verständnislosen Umwelt lernen mußten, uns anzupassen. Um zu überleben, mußten wir dabei den Teil unserer Persönlichkeit, der uns in Konflikt mit ihr zu bringen drohte, unterdrücken oder „überwinden".

Der Verzicht auf volle Selbstentfaltung (deren Gesetzmäßigkeit von der Schöpfung in uns gelegt wurde) führt zu Unzufriedenheit und tiefer Frustration. Wir vermeiden den äußeren Konflikt und geraten dafür in den inneren. Denn jede Selbstverleugnung bringt eine Lüge mehr in unser Leben, die uns unterbewußt quält und beherrscht.

Jeder falsche Schritt führt uns weiter in eine (für uns) falsche Richtung. Wir sehen uns gezwungen, immer häufiger die Augen zu verschließen, uns gefühllos zu machen gegenüber der ständigen Wahrnehmung, daß etwas nicht stimmt. Wir verlieren den tieferen Sinn für unser Leben: wir leben es ohne ein Gefühl für das Warum und Wohin, in dumpfer Tagesroutine und resigniertem Erfüllen vermeintlicher Pflichten. Ein solches Leben verbraucht unsere innere Kraft, statt sie wachsen zu lassen.

Aber unsere innere Stimme mahnt ständig zur Änderung. Wir müssen ihr entweder Folge leisten oder uns weigern, sie zur Kenntnis zu nehmen, indem wir Wahrnehmungen, Frustrationen oder Depressionen aus dem Bereich des Bewußtseins verdrängen. Wir müssen uns ablenken, zerstreuen, beschäftigen: wir müssen uns einer Sucht hingeben. Denn nur sie kann uns wegführen in das Reich der Illusionen und Selbsttäuschungen. Je unerträglicher ein Mensch sich selbst geworden ist, desto stärker ist sein Wunsch, sich selbst zu entfliehen.

Dazu kann er sich vieler Mittel bedienen, die, wenn sie dieser Motivation entspringen, alle Eines gemeinsam haben: sie lindern den Druck der Frustrationen und Depressionen, den Schmerz des schlechten Gewissens sich selbst gegenüber und sie versetzen uns in eine künstliche, überschaubare Welt, in der wir nicht über den eigenen Schatten springen müssen. Was auch immer wir tun: – solange unsere Motivation die Flucht vor dem eigenen ungelösten Problem oder den momentanen Lebensumständen ist, solange handelt es sich um Sucht- und Flucht-Mittel. Sie vertiefen den seelischen Zerstörungsprozeß, denn ihr eigentlicher Sinn wird pervertiert. Daß aus dem Mißbrauch nur etwas Falsches entstehen kann, versteht sich von selbst.

Als Kinder haben wir gelernt, dem Unangenehmen auszuweichen, und das hat eine gewisse Berechtigung, weil das Kind seiner Umwelt weitgehend ausgeliefert ist. Doch schon beim Kinde lassen sich gewisse Ansätze zu einem bewußten Wachstum feststellen, wenn es beginnt, sein Verhalten irgendeiner Moral zuzuordnen. Mit zunehmendem Alter und wachsenden Kräften eröffnen sich immer mehr Möglichkeiten zur Selbstentfaltung und ehrlichen Selbstbehauptung. Je klarer wir uns als selbstverantwortliche Individuen zu sehen beginnen, desto schmerzlicher empfinden wir jede ungenützte Möglichkeit zum Wachstum. Wenn dieses nicht stattfindet, altern wir äußerlich, bleiben innerlich aber infantil.

Jeder Schritt der Bewußtwerdung läßt uns diese Kluft zwischen äußerem Leben und innerer Reifung frustrierend empfinden. Wir fühlen und erkennen unsere Unreife, in der wir unserem eigenen Leben „hinterherhinken". Es wird zum Theater, denn wir spielen Rollen von Personen, die wir noch gar nicht sind, und genau wie dort findet nur eine Vortäuschung, eine Andeutung des wirklichen Lebens statt. Dafür ist sie für uns meist wesentlich leichter zu ertragen als die Wirklichkeit.

An jedem Punkt einer solchen Bewußtwerdung stehen wir vor der Frage, welche Konsequenzen wir ziehen sollen. Wir können den Impuls der Erkenntnis nützen und versuchen, uns ehrlich und ungeschminkt zu sehen. Dazu müssen wir allerdings bereit sein, den momentanen Schmerz der Konfrontation mit unserer eigenen Unwahrheit zu fühlen und aus ihm Kraft für den Schritt nach vorn zu gewinnen.

Wir können aber auch – aus infantiler Gewohnheit – den momentan angenehmeren Weg der Verdrängung und des Ausweichens mit Hilfe eines Suchtmittels wählen. Solange uns dies perfekt gelingt, bleibt unser Leben an der Oberfläche, unbeschwert und besinnungslos. Aber eines Tages ist unsere Kraft dazu erschöpft. Dies ist der Moment der Frustration und Depression. Wir nehmen das Falsche an uns und unserem Leben wahr, aber sind nicht in der Lage, eine positive Konsequenz daraus zu ziehen.

Aus der Unterdrückung des Wachstumsimpulses entsteht der Schmerz der Seele, die Depression.

In ihr erleben wir unsere Unfähigkeit, einen Vitalimpuls, der zu Wachstum und Entfaltung führen soll, in Leben und Realität umzusetzen. Sie muß uns (trotz der durch sie hervorgerufenen Schmerzen) willkommen sein. Denn mit ihrer Hilfe können wir den Punkt unserer Selbstentfremdung erkennen, der gleichzeitig der Startpunkt für den nächsten Schritt in Richtung Selbstentfaltung sein könnte.

Üblicherweise werden auch diese Depressionen mit Suchtmitteln, zu denen in diesem Sinne auch Medikamente gehören, überspielt und verdrängt. Sobald jedoch das tiefe Wissen eines Menschen um sich selbst wieder aufzusteigen beginnt, erscheinen sie wieder. Denn der innere Wachstumsimpuls, aus dem sich das Leben erhält, wird mit zunehmendem Defizit in der Lebensbilanz immer dringender. Wer ihm nicht nachgeben will, weil er den „Wachstumsschmerz" fürchtet, benötigt immer stärkere Suchtmittel.

Und wenn eines Tages nichts mehr „hilft", bleibt als stärkstes Rauschgift der Tod, von dem sich mancher die Freistellung von seiner Lebensarbeit, den ewigen Frieden und die Erlösung von sich selbst erhofft. Jedes Suchtleben muß in einen solchen dumpfen Tod der Verdrängung einmünden, der dann einen Super-Rausch, eine Super-Illusion darstellt. Die größte Illusion daran ist der Glaube, dieser Zustand des Vergessens sei endgültig. Jedem Super-Super-Rausch folgt jedoch ein Super-Kater.

Es bleibt nur eines: das zu tun und akzeptieren, was uns aus unserem Schicksal, unserer Anlage heraus bestimmt ist, und uns der Aufgabe zu stellen, die wir *angeboten* bekommen. Wenn die Überwindung der Schwächen und die

Arbeit der Selbstentfaltung manchmal auch noch so schwer und schmerzlich sein mögen: der Schmerz, der aus der Verdrängung, Verweigerung und Flucht resultiert, ist erheblich größer. Er ist das Fegefeuer, in dem wir alle schon gelitten haben und das solange währt, bis wir willig sind.

Spätestens in dem Moment, in dem Frustration und Depression wie mahnende Boten in unser Leben treten, müssen wir uns besinnen und versuchen, eine andere Haltung gegenüber uns, dem Leben und der Welt zu gewinnen, indem wir manche Gewohnheit des Denkens, Fühlens und Handelns über Bord werfen. Denn dies ist der Augenblick, in dem wir unübersehbar wahrnehmen, daß unser bewußtes Leben nicht die Richtung hat, die es aus seinem inneren Gesetz heraus haben sollte, und daß wir mit einer übergeordneten Macht in Konflikt geraten sind. Wir können uns ihr nicht entziehen, wir *müssen* unser Leben leben.

Oft sträuben wir uns aufgrund anerzogener Vorstellungen und übernommener Moral, Angst und Bequemlichkeit dagegen, einen Schritt zu tun, den uns das Leben abverlangt. Aber meist können wir später feststellen, wieviel richtiger unser Leben geworden ist, nachdem wir ihn getan haben (weil wir ihn ja sowieso tun mußten). Aber nur wenn wir ihn mit Bewußtheit und Überzeugung tun, werden wir Kraft aus ihm beziehen.

Mag das Leben auch noch so schwer sein, die Flucht in die Sucht verschlimmert letzten Endes alles noch mehr. Jede Therapie, die einem Menschen die Wahrnehmung seiner Unzulänglichkeiten und Schwächen nimmt, raubt ihm damit die Möglichkeit, den Grund seines Leidens wahrzunehmen. Sie betrügt ihn um die Chance, den richtigen Schritt in seinem Leben zu tun, der ihn aus dem Bewußtwerdungsschmerz herausführt in einen Zustand des Einklangs mit sich selbst.

Dieser Vorgang ist nicht einmalig und endgültig, sondern ein sich ständig wiederholender Prozeß. In ihm liegt die Dynamik unserer menschlichen Entwicklung. Die richtigen Schritte gelingen natürlich nicht sofort, immer wieder fallen wir in alte Gewohnheiten zurück. Doch mit jeder bewußten Bemühung wächst, von außen oft nicht erkennbar, *der* Mensch, der wir in Wirklichkeit sein könnten, heran. Eines Tages und unvermutet können wir schließlich die Frucht unserer Bemühungen ernten und eine grundlegende Änderung feststellen, die alle Bereiche unserer Person und unseres Lebens erfaßt hat. Jedes Wachstum benötigt Zeit. Wir brauchen Geduld und das Vertrauen, daß eine ehrliche Saat auch aufgehen wird.

# Verschiedene Ebenen

Unser Gespräch über die vorgesehene Therapie hat zu Mißverständnissen und Verärgerung geführt. Wir haben aneinander vorbeigeredet und versucht, uns gegenseitig mit Argumenten, die *uns* einleuchtend erschienen, zu überzeugen, aber es war, als hätten wir in verschiedenen Sprachen gesprochen.

Der Grund dafür liegt in der Tatsache, daß sich in unserer Welt alles gleichzeitig auf verschiedenen Ebenen abspielt, aus denen wir dann eine bestimmte herausgreifen und auf sie unsere Argumente und momentane Logik beziehen. Stimmen diese Ebenen des Denkens nicht überein, wie das bei uns der Fall war, so ergeben sich unüberbrückbare Mißverständnisse. Wir hätten uns verständigen müssen, unter welchen Gesichtspunkten wir miteinander reden wollten. Denn ein Gespräch kann nur dann fruchtbar sein, wenn die Beteiligten die Absicht haben, zu einer gemeinsamen Frage das Ihre beizusteuern, um das Spektrum der Erkenntnis zu erweitern.

Wenn wir etwas unter einem bestimmten, dadurch aber begrenzten, Aspekt betrachten, können wir die der entsprechenden Ebene innewohnende Gesetzmäßigkeit praktisch nützen und z. B. eine Therapie auf ihr aufbauen. Doch müssen wir uns stets über unseren Bezugspunkt im klaren sein, denn sobald wir ihn wechseln, verliert alles seinen Sinn.

Auch die ärztliche Behandlung kann auf verschiedenen Ebenen aufgebaut sein. Wenn Sie nur die Beseitigung eines Schmerzes, einer Verunstaltung oder einer Funktionsstörung wollen, dann werden Sie anders handeln, als wenn es Ihnen primär um seelische oder geistige Gesundung geht. Ideal wäre natürlich eine Therapie, die alle Bereiche, den körperlichen, den seelisch-geistigen und den bewußten, erfaßt.

Allerdings erfordert das die bewußte Arbeit eines Menschen an sich. Es ist einfacher, sich nur um seine körperliche Beschwerde zu kümmern, weil dabei keine wesentlichen inneren Anstrengungen vorgenommen werden müssen.

Alles, was wir sagen, ist in Wirklichkeit eine Aussage über uns selbst. Denn normalerweise nehmen wir in unserer Umwelt nur das wahr, was uns „etwas sagt", wozu wir aus unserer inneren Struktur eine Resonanz haben, und entwerfen daraus ein Bild von der Welt. Dabei übersehen wir meist, daß sie für andere Menschen ganz anders aussieht. Wir müssen deshalb stets prüfen, ob wir zu einem anderen Menschen Resonanzen haben, d. h. ob wir ihm ähnlich oder innerlich fremd sind. In der Auseinandersetzung mit dem anderen Menschen können wir uns selbst in unseren Grenzen und Bedürfnissen erkennen und unseren eigenen Weg finden.

Gerade für Kinder, die die Welt noch nicht so bewußt erfassen können, ist dies ein schwerwiegendes Problem. Sie geraten in die tiefsten inneren Konflikte und Bewußtseinsverwirrungen, wenn Eltern und Erzieher ihnen ihr eigenes, auf ihrer Ebene schlüssiges Weltverständnis und Wertsystem als allgemeinverbindlich und absolut hinstellen. Wenn jedoch ein Kind aufgrund seiner inneren Struktur die Welt mit anderen Augen sieht, wird es die fremde Wahrheit nie wirklich akzeptieren können, wegen seiner sozialen Unterlegenheit aber danach leben müssen.

Ein Schüler, der die Worte seines Lehrers nicht ständig in Frage stellt, sondern versucht, sie kritiklos in sein Leben umzusetzen, wird seiner Wahrheit keinen Schritt näher kommen. Es wird sich kein lebendiger Dialog entspinnen, beide werden auf der Stelle treten und ihre Zeit damit vergeuden, Phrasen zu dreschen oder fremde Gebote zu erfüllen. Sie sollten deswegen alles, was ich Ihnen sage, darauf überprüfen, ob es Ihrem Lebens- und Selbstverständnis gerecht wird und Sie bereichert.

Gerade der Patient ist heute in die Rolle des unmündigen Schülers geraten. Er bekommt Anweisungen, Gebote und Verbote, die er befolgen soll. Er erwartet vom Arzt, daß er alles weiß und perfekt ist und daß ihm keine Irrtümer unterlaufen. Dies ist ein unerfüllbarer Anspruch, denn Menschen sind keine Maschinen. Weil diese Rolle aber erhebliche Macht einbringt, wird sie von vielen Ärzten akzeptiert. So werden sie zu „Halbgöttern in Weiß", erwecken im Patienten Illusionen und lebensfremde Erwartungen und haben die Enttäuschung bereits einprogrammiert.

Wer mit einem gesundheitlichen Problem mehrere Ärzte aufsucht, wird immer wieder feststellen, daß er unterschiedliche Antworten bekommt und daß jeder das Problem von einer anderen Richtung angeht. Das führt oft zu schweren Vertrauenskrisen beim Patienten, weil er doch glaubt, die Aussage seines Arztes sei allgemeingültig.

Man spricht nicht umsonst von der Heilkunst, und wie in der Kunst gibt es auch hier viele unterschiedliche, doch gleichberechtigte Blickwinkel, Gesichtspunkte und Lösungen. Man kann eine Krankheit unter dem körperlichen Aspekt behandeln, d. h. den Schmerz bekämpfen, eine Beschwerde beseitigen, eine Reaktion unterdrücken, man kann operieren, wegschneiden, zu Prothesen, Plastiken und Hilfsmitteln greifen. Man kann sie unter seelischen, geistigen oder bewußtseinsmäßigen Aspekten angehen und Psychotherapie, künstlerische Behandlung, Philosophie oder Religion einsetzen. Man kann sich den natürlichen Vorgängen helfend unterordnen oder sie steuernd zu beherrschen suchen. Alles wird zu einem Ziel führen, aber es ist wichtig, daß der Patient weiß, was er erreichen möchte und wohin ihn eine bestimmte Therapie bringt.

Die Krankheiten des Körpers entstehen in der Regel dadurch, daß er in seinen Funktionen, die darin bestehen, Stoffe aufzunehmen, zu verarbeiten und das nicht Verwendbare wieder auszuscheiden, gestört ist. Normalerweise nehmen wir die richtige Funktion der Ausscheidungsorgane – Niere, Darm, Leber-Galle, Haut und Lunge – nicht zur Kenntnis. Ist sie jedoch blockiert, was die Ursache der meisten Krankheiten ist, oder der Nachschub an belastenden Stoffen zu groß, benützt der Körper ungewöhnliche Wege, die dann fälschlicherweise für die Krankheit gehalten werden: Verbrennung durch Fieber und Entzündung, Ausscheidung durch Schweiß, Eiter, Schleim, Auswurf, Ekzeme und Durchfall, Ablagerung in Form von Steinen und Verkalkung und Anhäufung in Form von Tumoren.

Das Blut ist unser entscheidendes Versorgungs- und Reinigungsorgan. Der Körper bemüht sich stets darum, es sauber zu halten und benützt jede Gelegenheit, schädliche Stoffe aus ihm zu entfernen. Was normalerweise als Symptom einer Krankheit betrachtet wird, ist in Wirklichkeit bereits Heilreaktion und Zeichen auf dem Weg zur

Gesundung. Wenn der Körper auch nicht immer den Idealzustand erreicht, so macht er doch stets aus jeder Situation das Beste.

Man kann diese unangenehmen Hilfs- und Heilreaktionen durch Cortison, Antibiotika, Operationen etc. unterbinden, oder sie im Gegenteil fördern, um dem Körper seine Arbeit zu erleichtern. Auf beiden Wegen kann man Erfolge erreichen, nur führen sie eben in verschiedene Richtungen. Ähnliches gilt für die seelischen und geistigen Krankheiten. Wir können z. B. eine Depression, eine Neurose oder Psychose als Entgleisung und Krankheit betrachten, die möglichst schnell unterdrückt und unsichtbar gemacht werden muß, oder als den Versuch des Organismus, sozusagen einen seelischen Giftstoff umzusetzen, unschädlich zu machen oder „auszuscheiden".

Grundsätzlich ist unser Organismus in all seinen Bestandteilen und Ebenen auf Wachstum und Entfaltung eingestellt. Solange dieses stattfindet, können wir von Gesundheit sprechen. Wird es blockiert oder steht es still, tritt Krankheit oder Tod ein. Im körperlichen Bereich können wir es relativ gut erkennen, das Wachstum von Seele, Geist und Bewußtsein jedoch müssen wir fühlen und verstehen. Mit zunehmender Bewußtwerdung weitet sich auch unser Blick für die höheren Ebenen, und es wird uns nicht mehr genügen, nur körperlich „gesund" oder normal zu sein, sondern die Prioritäten werden sich verschieben.

Sie selbst sind es, der in seiner Krankheit seine Grenzen und seine Möglichkeiten erkennen muß, der in seiner Umwelt und seinem Leben das Erforderliche zusammensuchen und verarbeiten muß. Solange Sie einem anderen Menschen mehr trauen als sich selbst, solange Sie sich ihm überantworten, ohne Klarheit zu haben, ob er das gleiche

Ziel verfolgt wie Sie, sind Ihre Gesundheit und Ihr Wachstum in Gefahr.

Sie können von jedem Menschen, mit dem Sie zu tun haben, vor allem aber von Ihrem Arzt erwarten, daß er sich zu erkennen gibt, Ihnen die Motive und Ziele seiner Therapie, seine Gedanken und Erkenntnisse hierüber mitteilt, damit Sie sich bewußt und selbstverantwortend seinen Bemühungen anschließen können.

In unserer Krankheit können wir uns selbst erkennen, unser Körper zeigt uns, wo wir uns gegen ihn versündigen, wo wir ihn überfordern und schlecht behandeln. Er zeigt uns seine Schwächen, oft in Form von Schmerzen, und gibt uns damit die Möglichkeit, ihn zu unterstützen oder zu entlasten. Auch unser Inneres, unsere Seele und unser Geist, teilt uns das alles ständig mit. Wir können, falls wir sehen wollen, unsere Gefühls- und Verstandesschwächen, falschen Vorstellungen und krankhaften Verhaltensweisen erkennen und daraus einen Ansporn für Verbesserungen beziehen.

In unserem Bewußtsein wird alles geordnet und zu einem Sinn zusammengefügt und in ihm findet unser wahres menschliches Wachstum, also auch die Gesundung statt. Deshalb ist die bewußte Auseinandersetzung mit unserem Körper und unserer Krankheit, der Umwelt und dem Arzt, mit der Welt und Gott, auch wenn sie schwer, schmerzlich oder unbequem ist, unerläßlich. Wir können in uns etwas Ewiges und Unvergängliches erkennen lernen, das weder altert noch zerstört werden kann. In unsere körperliche und geistige Struktur eingefangen, muß es einen Entwicklungsprozeß durchlaufen, den wir als unsere irdische Existenz begreifen, aber doch nicht wirklich verstehen können.

# Die Vorteile der Krankheit

Sie beklagen sich über Ihre Krankheit und haben deswegen schon viele Ärzte aufgesucht. Sie sagen zwar, daß Sie gesund werden wollen, aber dennoch habe ich den Eindruck, daß sich etwas in Ihnen gegen die Behandlung sträubt und einer Heilung entgegenwirkt.

Es erscheint widersinnig, sich ärztlich behandeln zu lassen und gleichzeitig nicht geheilt werden zu wollen. Dennoch läßt sich dieses Phänomen relativ häufig beobachten, – gerade bei schweren, langdauernden Krankheiten, die den betreffenden Menschen hilflos und pflegebedürftig gemacht, ihn ans Haus und seine Angehörigen an ihn gefesselt haben.

Aber auch das muß einen Sinn haben. Ich will ihn den Vorteil der Krankheit nennen. Diese Zusammenhänge zu kennen, ist besonders bei schweren Krankheiten wichtig.

Wie alle lebendigen Organismen unterstehen wir dem Prinzip des Wachstums und der optimalen Selbstentfaltung. Es ist eine der stärksten Kräfte in uns. Aus dem Zusammen- und Gegeneinanderwirken aller äußeren und inneren Einflüsse resultiert für jeden Moment eine bestimmte Entwicklungsrichtung, und aus der Auseinandersetzung zwischen innerer Notwendigkeit und äußerem Widerstand ergibt sich in jedem Augenblick nur *ein* bestimmter und optimaler Schritt.

Bei guter Beobachtung können wir feststellen, daß es unter Berücksichtigung *aller* Umstände nie anders oder besser sein könnte oder hätte kommen können, als es sich tatsächlich ergeben hat.

So gesehen, könnten Sie sich fragen, warum denn Ihre Krankheit jetzt den bestmöglichen Zustand darstellt, und damit Licht in die verborgenen Hintergründe Ihres Handelns, Fühlens und Denkens bringen. Eine Änderung (d. h. Heilung) der momentanen Situation kann erst dann eintreten, wenn ihre Voraussetzungen entfallen, wenn sich die vielen Kräfte und Tendenzen so geändert haben, daß sich eine andere Entfaltungsrichtung ergibt. Wir können das Äußere, die körperliche Krankheit nicht vom Inneren, den in uns wirkenden Gefühlen, Gedanken und Bedürfnissen, trennen.

Viele Menschen versuchen zwar, mit Hilfe der modernen Medizin, an den Symptomen, die sie für die Krankheit halten, zu manipulieren. Sie müssen dazu aber die Verbindung zu ihrem Inneren unterbrechen und das (letztlich doch sinnvolle) Zusammenspiel *aller* Komponenten stören. Sie übersehen, daß ihnen dadurch die Möglichkeit genommen wird, sich organisch und harmonisch zu entwickeln und einen Sinn in ihrer Existenz, der ja in mehr besteht, als einem störungsfreien, klischeehaften Leben, zu finden.

Wie alle Phänomene, hat auch die Krankheit verschiedene Ebenen, von denen die körperliche die niedrigste und die geistig-bewußte die höchste darstellen. Jede ist für uns wichtig, aber stets bestimmt diejenige die Richtung unserer momentanen Lebensentfaltung, auf der für uns gerade das größte Bedürfnis liegt.

So können wir einerseits für ein dringendes körperliches Bedürfnis auf bewußten Lebenssinn verzichten, und andererseits für einen Gefühlsvorteil den Nachteil einer körperlichen Krankheit auf uns nehmen, oder sogar für etwas, was unserem Leben einen Sinn gibt, unseren Körper opfern. Wir wissen nicht, warum diese Schwerpunkte zeitlich und individuell so verschieden sind, aber wir können feststellen, daß wir grundsätzlich dem größten Drang nachgeben, so daß die „Gesamtbilanz" unseres Lebens stets positiv ist. Diesem Prinzip dienen auch die Vorteile der Krankheit.

Unser Leben wird zu einem großen Teil von unseren zwischenmenschlichen Beziehungen bestimmt. Wir brauchen den Kontakt zum Mitmenschen und sind hierfür zu fast jedem Opfer bereit. Ein wichtiges Kommunikationsmittel ist in unserer Kultur das Phänomen des Leidens, der Krankheit. Mit ihrer Hilfe können wir uns verständigen, Einfluß gewinnen, Zuwendung erreichen und Gefühle hervorrufen. Schon das kleine Kind merkt, daß es besser behandelt wird und mehr Zuwendung erfährt, wenn es leidet. Diese Erfahrung prägt jeden von uns in irgendeiner Form und spielt auch in unserem Erwachsenenleben eine große Rolle.

Wenn Sie sich einmal daraufhin überprüfen, können Sie vielleicht manchen Vorteil Ihrer Krankheit entdecken, und erst wenn Sie bereit sind, auf ihn zu verzichten, besteht die Möglichkeit zu einer wirklichen Änderung Ihrer Lage. Das ist natürlich sehr viel leichter gesagt, als es durchführbar ist, denn momentan hat die Krankheit ja eine, wenn auch unerkannte, Funktion. Es bedeutet, die Person, die Sie heute darstellen, Stück für Stück zu demontieren und auf ihren Wahrheitsgehalt zu überprüfen. Sonst verfahren Sie nach dem Motto: Wasch mir den Pelz, aber mach mich nicht naß!

Natürlich besteht die Krankheit nicht nur aus psychischen Komponenten und ist nicht nur auf dem Wege der Bewußtwerdung beeinflußbar. Zu viele unbekannte Faktoren spielen dabei eine Rolle. Aber soweit die seelischen Umstände erfaßbar sind, müssen sie berücksichtigt werden, wobei die körperlichen gleichzeitig auf ihre Weise zu behandeln sind. Je mehr Ebenen in der Therapie beachtet werden, desto nachhaltiger sind die Heilungserfolge und desto größer der *wirkliche* Vorteil der Krankheit: unsere menschliche Entwicklung zu fördern.

Vielleicht ermöglicht Ihre Krankheit Ihnen, dem Druck einer Pflicht zu entgehen, wie wir das oft bei Kindern erleben. Wenn das nur bedeuten würde, eine Erholungspause in einer äußerlich belastenden Situation herauszuschlagen, ohne dafür bestraft zu werden, könnte man davon ausgehen, daß Sie sich in absehbarer Zeit dem Leben wieder zuwenden werden und Ihr Zustand sich wandelt. Wenn es sich aber um etwas handelt, das Ihnen grundsätzlich zu schwer erscheint, werden Sie sich unbewußt weigern, den Schutz der Krankheit aufzugeben. In diesem Fall wäre die Alibifunktion der Krankheit von so großem Vorteil, daß Sie bereit wären, dafür auf Ihre körperliche Gesundheit zu verzichten.

Wenn ich Sie im Zusammenhang mit diesen Problemen so direkt anspreche, so bedeutet das selbstverständlich nicht, daß ich der Meinung bin, Sie würden Ihre Krankheit ganz bewußt zu bestimmten Zwecken einsetzen. Ich spreche Sie als Ganzheit an, d. h. auch in jenen Teilen, die Ihrem normalen Bewußtsein momentan nicht zugänglich sind. Sie werden sich wahrscheinlich gegen diese oder jene Unterstellung wehren, weil sie nicht dem Bilde entspricht, das Sie selbst von sich haben wollen, und die Behauptung von sich weisen, Sie wollten nicht gesund werden. Ich meine jedoch: ein Teil von Ihnen will, und ein anderer will nicht. Dieser andere Teil soll uns hier interessieren, weil er die Gesundung blockiert.

Es ist ja so, daß wir innerlich aus mehreren „Personen" bestehen: der bewußten, mit der wir uns identifizieren und die das ist, was wir von uns kennen, und der unterbewußten, die uns weitgehend unbekannt ist. Dieser unterbewußte Teil in uns steht oft im Widerspruch zum bewußten und drängt uns häufig zu ungewollten Handlungen und Reaktionen. Er setzt sich aus all jenen Erlebnissen zusammen, die wegen ihrer Schwierigkeit und Schmerzhaftigkeit unverarbeitet verdrängt wurden, die wir aber eigentlich zur harmonischen Entfaltung unserer Persönlichkeit benötigen. Da wir sie dem ordnenden Einfluß unseres Bewußtseins entzogen haben, treiben sie im Untergrund ihr Unwesen und beherrschen uns auf unheimliche Weise. Sie ziehen einen großen Teil unserer Kraft an sich und verderben uns, solange wir nicht den Mut aufbringen, sie zur Kenntnis zu nehmen und uns mit ihnen auseinanderzusetzen.

Allerdings ist das eine schwere Aufgabe, weil sie das Eingeständnis all unserer Unzulänglichkeiten, Ängste, Schwächen und Minderwertigkeiten bedeutet. Sie sind wie ein Eiterherd in unserer Seele, und ihre Entfernung ist mit Schmerzen verbunden. Nur das Wissen, daß wir die Wahrheit brauchen, und der unbeirrbare Wunsch, sie zu finden, wie schrecklich sie auch immer sich erweisen mag, gibt uns die Kraft dafür.

Es ist ein Weg, der in kleinen Schritten gegangen werden muß, und er braucht, wie jeder Wachstumsprozeß, Zeit und Ruhe. Man darf hier nichts mit Gewalt zu erreichen versuchen, sondern es kommt darauf an, die grundsätzliche Fähigkeit zu entwickeln, in jedem Moment den erforderlichen und möglichen kleinen Schritt zu tun.

Vielleicht setzen Sie Ihre Krankheit auch ein, um Zuwendung und Aufmerksamkeit zu bekommen. Denn ein Kranker kann, wenn er es darauf anlegt, durch die Demonstration seiner Krankheit in seiner Umgebung Unbehagen erzeugen und auf diese Weise Hilfe und Aufmerksamkeit erzwingen. Kinder machen das häufig, wenn sie das Gefühl haben, nicht genügend beachtet oder geliebt zu werden. Vielleicht geht es Ihnen ähnlich.

Es ist aber eine Tatsache, daß erzwungene Zuwendung stets durch den Wermutstropfen der Unfreiwilligkeit verdorben wird und kein Herz wirklich erwärmen kann. Zwang erzeugt Haß, und oft werden in einer verlogenen Situation auch noch die evtl. vorhandenen freundschaftlichen Gefühle zerstört.

Für manche Menschen ist es verlockend, auf seine Umgebung Zwang auszuüben oder sich sogar mit Hilfe der Krankheit an ihr zu rächen. Denn Leiden ist für uns von klein an mit „Helfen" oder mit Schuldgefühlen im Falle des Nicht-Helfens verknüpft. Das Schuldgefühl, das schlechte Gewissen, ist die Grundlage unserer Erziehung, denn immer wieder macht das Kind die leidvolle Erfahrung, daß es schuldig gesprochen und bestraft wird, wenn es die Forderungen der übermächtigen Umwelt nicht erfüllt. „Schuld" zieht Strafe nach sich, und das Schuldgefühl ist die Angst davor. Auch der Erwachsene wird damit gesteuert, und wenn er darüber keine Klarheit erlangt, ist er jedem ausgeliefert, der es versteht, ein Schuldgefühl bei ihm auszulösen.

Immer wieder erleben wir, wie bestimmte Kranke mit moralischer Überzeugung die Forderung nach Hilfe stellen und unausgesprochen mit einem Schuldgefühl drohen, wenn sie sie nicht bekommen. Denn sie haben bemerkt, daß sie damit ein wirksames Machtinstrument besitzen, mit dem sie ihre Wünsche durchsetzen oder andere Menschen bestrafen können. Um kein „schlechtes Gewissen" zu haben oder zu bekommen, sind wir zu fast allem bereit. Mancher Kranke spricht uns nur frei, wenn wir seine Forderung erfüllt haben. Vielleicht tut er es aber auch nicht, um sich an uns zu rächen oder uns leiden zu lassen. So gibt es auch immer wieder Selbstmörder, denen das Gefühl, sich durch ihren demonstrativen Tod an jemandem rächen zu können, mehr wert ist als ihr Leben.

Dieses verhängnisvolle Zusammenspiel zwischen dem, der das Schuldgefühl erzeugt, und dem, der es empfindet, löst sich erst auf, wenn einer von beiden die Lüge darin erkennt. Wer dazu in der Lage ist, kann einen Schritt in die Freiheit des echten Gefühls und der Selbstverantwortung machen. Gerade der Kranke aber muß sich fragen, inwieweit er seine Krankheit dazu mißbraucht, andere Menschen damit zu quälen oder unter Druck zu setzen, und er muß erkennen, daß jede fremde Hilfe seine eigenen Gesundungskräfte vermindert.

Vielleicht wollen Sie mit Ihrer Krankheit auch Mitleid erregen und lassen Ihren Zustand jämmerlicher erscheinen, als er in Wirklichkeit ist.

Mitleid, Zuwendung und Zuneigung sind unerläßlich und wertvoll. Doch werden sie allzuoft mißbraucht, gespielt und pervertiert, um etwas zu erreichen. In unserer Unzulänglichkeit sind wir meist gar nicht in der Lage, sie ehrlich zu empfinden. Denn von klein auf haben wir gelernt, alles, vor allem aber unsere Gefühle, zu unserem Vorteil einzusetzen. Bevor Sie das jetzt entrüstet ablehnen und meinen, es träfe auf Sie nicht zu, bitte ich Sie, mit äußerster Selbstehrlichkeit hinter die eigenen Kulissen zu schauen. Es gibt niemanden, der da nichts finden würde.

Normalerweise verstehen wir unter Mitleid, daß wir Anteil am Schmerz eines anderen nehmen. Tatsächlich ist es uns aber nicht möglich, das Gefühl eines anderen Menschen nachzuvollziehen. Es ist etwas absolut Subjektives und drückt seine Individualität aus. Wir können höchstens auf einer sehr allgemeinen Basis ein fremdes Gefühl übernehmen, das dann auch entsprechend allgemein ist, oder *unsere* Gefühlsstruktur in einen anderen Menschen hineinprojizieren und daraus ein Gefühl entwickeln. Dieses Gefühl, das wir Mitleid nennen, ist tatsächlich aber Selbstmitleid, weil wir ja unter der *von uns selbst erdachten* Situation leiden. Es heißt: Geteiltes Leid ist halbes Leid. Wenn wir aber unser Leid mit einem anderen Menschen teilen wollen, gedenken wir ihm einen Teil davon aufzuhalsen, entweder weil wir uns vor unserer persönlichen Lebensaufgabe drücken wollen, oder weil wir es aus Neid nicht ertragen können, daß es ihm anscheinend besser geht als uns. Aus Schwäche und Mißgunst lassen wir ihn mit-leiden.

Vielleicht können Sie hiervon etwas entdecken, wenn Sie die Positionen überprüfen, die Sie Ihren Angehörigen zugewiesen haben. Ein Mensch, dessen Bedürfnis nach Mitleid sehr groß ist, kann bereit sein, dafür eine Krankheit auf sich zu nehmen.

Unsere sich in der Außenwelt abspielenden zwischenmenschlichen Beziehungen können aber auch verinnerlicht werden. Dann spaltet sich unser Inneres in zwei „Personen" auf: in eine schwache (wie wir uns selbst empfinden) und eine starke (den „inneren Vorgesetzten", das Gewissen).

Wenn die Krankheit als zwischenmenschliches Kommunikationsmittel eingesetzt wird, pervertiert sie die Gefühle, um daraus einen Vorteil zu beziehen. In der Auseinandersetzung zwischen den beiden Personen in uns kann sie aber eine Art inneren Frieden stiften.

Dieser Vorgang ist besonders verwickelt: die eine Seite (die starke), in der Rolle des „inneren Vorgesetzten", setzt die andere („uns selbst"), *wie im wirklichen Leben* unter Druck. Ein Teil in uns fordert und macht Vorwürfe, der andere erfüllt das Verlangte oder bekommt ein schlechtes Gewissen.

Wenn wir uns überfordert fühlen, muß unsere schwache Seite („wir selbst"), um beim inneren Vorgesetzten (dem Gewissen) Nachsicht zu finden, eine glaubhafte Ausrede vorweisen: die Krankheit.

Wenn wir krank sind, bekommen wir „frei" und brauchen kein schlechtes Gewissen zu haben. In diesem Zustand können wir uns dann innerlich soweit erholen, bis wir den Schutz der Krankheit nicht mehr benötigen. Diese Entschuldigung vor uns selbst ist von so großem Wert, daß wir die meist auch eintretende Krankheit gerne dafür in Kauf nehmen.

Ähnlich ist es mit dem Selbstmitleid, zu dem wir greifen, wenn wir kein Mitleid bekommen. In diesem Fall erregt die schwache Seite in uns („wir selbst") das Mitleid der starken („des anderen") und erfreut sich daran. Wir genießen dieses Mitleid, das wir uns selbst entgegenbringen, und da wir es in uns erzeugen, können wir es zu beinah unbegrenzter Dauer und Stärke ausdehnen. Schon um seinetwillen trennt sich mancher Kranke nur ungern von seiner Krankheit. Manchmal ist es allerdings, in bestimmten psychischen Zuständen, die einzige Rettung, um nicht zu verzweifeln. Jedenfalls hat die Krankheit auch hier ihre Vorteile.

Wer den unbequemen Weg der Heilung, der ein Weg der Selbsterkenntnis und Änderung ist, gehen will, muß immer, bevor er sich über seine Krankheit beklagt, die Frage stellen: Welche Vorteile bringt sie mir ein? Fluchtmöglichkeit? Verschnaufpause ohne schlechtes Gewissen? Menschliche Zuwendung und Aufmerksamkeit? Mitleid und Selbstmitleid? Rache und Bestrafung? – Selbst bei einer beginnenden Grippe gibt es einen Punkt, an dem wir uns fragen können: Will ich krank werden und warum? Solange wir meinen, daß uns etwas einen Vorteil bringt, werden wir es nicht aufgeben, es sei denn, wir finden eine noch vorteilhaftere Lösung.

Natürlich ist mit diesen Ausführungen nicht das ganze Wesen der Krankheit erfaßt. Wir müssen jedem Menschen seine Schwächen zugestehen – und: wie sollte man vom Schwachen Stärke verlangen? Das müßte er schon selbst tun, denn er ist es ja, der darunter zu leiden hat. Doch sind wir meist geneigt, uns selbst am stärksten zu schonen und diese Schonung auch vom anderen zu verlangen. Aber, wie gesagt, falsch verstandene Schwäche und Hilfe machen schwach und hilflos, und genau das ist Ihre Situation. Sie werden sie nur auf dem Wege der Kraft und mit Hilfe Ihrer Selbstehrlichkeit verlassen können.

# Trostpflaster

Es gibt Menschen, die zufrieden sind, wenn ihr Leben störungsfrei verläuft und sie eine von außen gegebene Norm erfüllen können, wie z. B. eine bestimmte Arbeitsleistung oder eine soziale Funktion. Sie empfinden die Warnungen und Überforderungserscheinungen ihres Körpers eher als störend und falsch, als in ihnen einen Anlaß zur Lebensänderung zu sehen. Sie messen die Qualität ihres Lebens mehr an seiner Länge als an ihrer menschlichen Reifung und sind deshalb bestrebt, es mit allen Mitteln zu verlängern. Sie sind gewöhnt, ihre innere Stimme zu überhören, weil sie ihnen Schwierigkeiten bei der Ausführung geplanter Unternehmungen macht, und bekommen aus ihrem Inneren nur wenig Aufschluß über sich selbst und ein sinnvolles Leben.

Aus ihren Bedürfnissen ist unsere moderne chemisch-technische Medizin entstanden. Sie verlangt vom Patienten lediglich das pünktliche Einhalten der Vorschriften und den Glauben an die weitgehende Manipulierbarkeit des Lebens, da sie selbst sich aus ihm entwickelt hat. Sie geht davon aus, daß die Natur in ihrem Selbstheilbestreben entgleisen könne und der Mensch mit seinem Wissen regulierend und manipulierend eingreifen müsse.

Von ihrem Standpunkt aus muß man ihr auch recht geben: sie beseitigt Beschwerden oft zauberhaft schnell, sie „repariert" zerstörte Körperteile oder ersetzt sie durch fremde, erweckt Tote wieder zum Leben oder verhindert den Tod Sterbender, sie verlängert die statistische Lebenserwartung und produziert Menschen in der Retorte.

Ihre Psychopharmaka ersparen den Menschen („wohltuend") die Auseinandersetzung mit ihren seelischen Problemen, die oft unlösbar erscheinen und größte Pein verursachen. Denn hier werden sie mit Bereichen konfrontiert, die nicht dem menschlichen Willen unterstehen, in denen sie sich selbst in ihren Unzulänglichkeiten erkennen, in denen sie leiden und frei werden müssen.

Sie selbst müssen entscheiden, welchen Weg Sie gehen, ob Sie Schmerz, Leid und Tod als unerwünschte und sinnlose Entgleisungen betrachten wollen. Es liegt an Ihnen, ob Sie auch die kleinen Schwierigkeiten des Alltags, die in Wirklichkeit Aufgaben des Schicksals sind, aus der Welt schaffen und sich die Arbeit Ihres Lebens ersparen wollen. Niemand kann Ihnen eine solche grundsätzliche Entscheidung abnehmen, denn darin liegt ein Teil Ihrer Bewußtwerdung.

Jeder „bequeme", Schritt führt uns dem Punkt näher, von dem aus die Rückkehr zur übermenschlichen Anstrengung wird. Wenn wir die kleinen, alltäglichen Aufgaben nicht als solche annehmen, um an ihnen zu wachsen, vergrößert sich zunehmend die Kluft zwischen der Schwere der Schicksalsprüfungen und der Fähigkeit, sie zu bestehen.

Das Gefühl der Ausweglosigkeit und Unmöglichkeit, dem Schicksal zu entrinnen, wächst dann zur Lebens- und Todesangst. Ein Mensch, der nicht akzeptieren will, daß das Leben ein Weg zu Wachstum und Reife ist, auf dem auch das scheinbar Negative und Schwere seinen Wert hat, kann nicht leben, weil er dieses *sein* Leben mit seinen Höhen und Tiefen ablehnt, und er kann nicht sterben, weil er nie richtig gelebt hat.

Das Leben trägt in sich stets den Tod, so wie Leid und Freude für uns miteinander verbunden sind. Wer das eine ablehnt, bekommt auch das andere nicht. Wer *sein* Leben nicht leben will, der wird von einer unersättlichen und nie befriedigten Gier nach dem Leben und der Angst vor dem Tode gepeinigt.

Er wird als ewig Hungriger und Unbefriedigter sich an alles klammern, was ihm eine schnelle, oberflächliche Befriedigung verspricht, und dafür in Kauf nehmen, daß ihm das Schicksal zu einem späteren Zeitpunkt eine noch höhere Rechnung präsentiert. Er wird bereit sein, dem Teufel der Illusion seine Seele zu verkaufen, wie es jeder Süchtige, auch der „Lebens-Süchtige", in Wirklichkeit tut.

Immer wenn wir – Mensch, Patient und Arzt – uns von unserem Leben, so wie es tatsächlich ist, abwenden, schneiden wir uns gleichzeitig von der wirklichen Quelle der Kraft und Freude ab. Solange wir unserer Krankheit keinen Sinn abgewinnen, werden wir auch nicht wissen, was Gesundheit ist.

Üblicherweise halten wir die Krankheit für eine Entgleisung des Körpers, einen Irrtum, den wir korrigieren und bekämpfen müssen. „Krankheit ist falsch, Gesundheit ist richtig!"

Neulich sagte jemand zu mir: „Mein Kreislauf spinnt!" – Wer, muß man fragen, spinnt hier eigentlich? Hier beschwert sich ein Mensch über eine *Realität,* die er nicht geschaffen hat, ohne sich zu fragen, ob sie etwas bedeute oder ob er etwas daraus erkennen könne. Aber da wir ja schon alles wissen und immer Recht haben, kann es nur der Kreislauf, die Galle, das Herz und schließlich auch Gott und unser Schicksal sein, die spinnen.

Die Menschen gehen zu ihren Ärzten, um den falschen

Zustand beseitigen zu lassen und wieder „normal", d. h. körpergesund, zu werden, und die Ärzte bemühen sich mit aller Kraft darum, dieses Ziel zu erreichen.

Natürlich ist es schön und richtig, einen gesunden Kör-per zu haben, und selbstverständlich ist es ein Ausdruck der Menschlichkeit, einem Menschen dazu zu verhelfen. Jeder muß dies auf seine Weise tun und oft können wir in unserer Unzulänglichkeit nur Trostpflaster kleben. Aber es ist wichtig, sich dessen bewußt zu sein und nicht die Etappe mit dem Ziel zu verwechseln.

Trostpflaster sind Rauschgift, sie tun gut, und zwar beiden: dem Leidenden und dem Helfer. Aber sie verdek-ken etwas und addieren sich zur uneingelösten Rechnung. Wir können eine kleine Verschnaufpause einlegen, sollten uns aber nicht der Illusion hingeben, wir könnten eine Aufgabe, die auf unserem Lebensweg liegt, umgehen. Wir können sie höchstens verdrängen, bis sie eines Tages un-ter peinvollem Druck doch wieder hervorbricht.

Wo liegt das „Heil"? – wenn schon von Heilung gespro-chen wird. Sind wir dadurch, daß unser Körper uns keine Beschwerden bereitet, schon automatisch glücklich? Und können wir nicht trotz einer Körperkrankheit glücklich sein? Ein innerer Friede zwingt die Körperkrankheit un-ter sich, aber Körpergesundheit ist von sich aus nicht in der Lage, ihn hervorzurufen.

Wer kann letzten Endes sagen, daß der Tod schlechter als das Leben sei – wo er doch neben ihm steht und uns alle erwartet? Warum fürchten wir ihn, den Unbekann-ten? Wer will entscheiden, wann der richtige Moment für ihn gekommen ist – etwa der unwissende Mensch oder der Arzt? Wie kommen wir zu der Behauptung, daß ein langes Leben besser sei als ein kurzes – wo wir doch so gut wie nichts von ihm wissen?!

Weil uns das Vertrauen in eine höhere, sinnvolle Ordnung fehlt, finden wir uns verloren und einsam wieder. Eine innere Verzweiflung breitet sich aus, weil wir einerseits einsehen müssen, daß alle Erfolge letztlich „Glücksache" sind, daß wir nicht einmal den Ablauf der nächsten Stunde sicher regeln können, und weil wir andererseits glauben, wir müßten es können, damit die Welt, die Natur und unser Körper richtig funktionieren.

Dieser Glaube ist solange richtig, wie wir uns auf unsere selbstgeschaffene „Welt" beschränken, die ja nur aus dem besteht, was wir begreifen können. Sie ist das Abbild unserer Vorstellungen und kann sich, wie wir aus Krisensituationen wissen, jederzeit als Absurdität erweisen. Das sind die Momente, in denen wir jedes Verständnis für Welt und Leben verlieren, verrückt oder zerstörerisch werden können.

Dennoch sind dies auch die Momente, in denen wir vage das Wissen um eine höhere, sichere Ordnung bekommen können, in denen etwas aus einer anderen Welt in uns eindringt und uns ein Gefühl der Religiosität gibt.

Die Religionen unserer vordergründigen Welt sind ein schwacher, vielfach entstellter Abglanz dieses Gefühls. Sie sind der Versuch, eine höhere Ordnung in eine niedrigere zu zwingen, in der der liebe Gott einen weißen Bart hat und die Welt nach menschlichen Gesetzen und Wertbegriffen regiert. Daraus resultieren Vorwürfe wie: „Das kann Gott doch nicht zulassen!"

Es ist für unser Verständnis, das sich immer linear, an „logischen" Gesetzmäßigkeiten und Normen orientiert, schwer zu akzeptieren, daß auch die Vielfalt, die Widersprüchlichkeit und das Chaos eine Ordnung darstellen. Wir können unsere Welt, die die Welt der Maschinen ist, mit unserer Logik steuern, – doch gelegentlich dringt ein

Strahl aus einer anderen Dimension in diese geregelten Abläufe: die Intuition. Und oft ist es ein einziger Gedanke, der das ganze, in Jahrzehnten entstandene Denksystem blitzartig verändert und ihm eine neue Richtung gibt.

Es ist der Moment, wo wir die Tür zum „Chaos" einer höheren Welt einen Spalt weit geöffnet haben, in dem es uns gelungen ist, unser starr gewordenes Bewußtsein um einen kosmischen Gedanken zu erweitern. Dies sind die Steuerimpulse unserer Geschichte. Sie bedingen den sich ständig ändernden Zeitgeist, der einem höheren – für uns nicht erfaßbaren – Ziel dient.

Je mehr es einem Menschen gelingt, sich vorbehaltlos allem, was mit ihm und um ihn geschieht, zu öffnen, desto größer wird sein Verständnis für die kosmische Ordnung. Wir können uns die Kraft des „Chaos" nutzbar machen, seine Kraftimpulse umsetzen und unserem Bewußtsein höhere Ebenen erschließen. Daraus erwächst die eigentliche Lebenskraft.

Es geht für uns nicht um das Erreichen eines bestimmten Zieles, sondern um das Gefühl, unsere Kraft für das Richtige einzusetzen, – das für jeden Menschen und jede Lebenslage anders aussehen kann. In allem liegt eine positive Möglichkeit, aber wir müssen uns um sie bemühen. Mehr verlangt das Leben nicht. Aus dem Bemühen entsteht Wachstum, es ist die Kraft für eine Entwicklung.

Kein Leben ist so schwer, daß es nicht gelebt werden könnte – allerdings unter Einsatz aller Kräfte. Es ist jedem von uns auf den Leib geschnitten und hat sich aus uns heraus so entwickelt, wie es ist. Wenn uns das bewußt wird, können wir erkennen, daß es (in letzter Wahrheit) gar nicht besser sein könnte.

# Alles kommt rechtzeitig

Sie meinen, wenn man Ihre Krankheit rechtzeitig diagnostiziert hätte, wäre alles anders geworden. Jetzt machen Sie den Ärzten einen Vorwurf und hadern mit dem Schicksal, das Sie anscheinend „nur" wegen der Nachlässigkeit eines anderen erleiden müssen.

Im Zusammenhang mit der Krankheit fällt oft das Wort „rechtzeitig": hätte man rechtzeitig diagnostiziert oder operiert, sähe alles anders aus. Das ist zwar ein verlockendes Denkspiel, aber was nützt uns dieses „ja wenn…" es sei denn, wir haben das Bedürfnis, einen Schuldigen für unser Leben zu suchen. Tagträumereien, Luftschlösser, Hirngespinste und Spekulationen sind verführerisch, aber verderblich wie Rauschgift. Wer bestimmt, was rechtzeitig ist – wir oder das Schicksal? Was wissen wir von der richtigen Zeit, wo sie doch ein anderer erschaffen hat?!

Alles kommt rechtzeitig und zur rechten Zeit, denn daraus ergibt sich unsere unabänderliche Realität, – ob wir sie verstehen oder nicht. (Meist sehen wir es dann später doch noch ein.) Wir wären gerne Herr über Leben und Tod, über die Zeit und das Schicksal. Wir glauben immer wieder, wir wüßten, wie es richtig wäre und sein sollte – besser als die Kraft, die uns hervorgebracht hat und die unser Leben bewirkt.

Wer von uns kann schon sagen, daß es falsch für uns

ist, Krebs oder eine andere Krankheit zu bekommen? Und wer bestimmt den richtigen Zeitpunkt? Wissen es die Ärzte, die Statistik, unser Terminkalender? Sind wir vielleicht sogar zum falschen Zeitpunkt geboren?

Wenn eine Diagnose gestellt, eine Behandlung eingeleitet oder ein Mensch gerettet wurde – rechtzeitig –, so war das sicher nicht unser Verdienst, auch wenn wir uns deswegen gerne feiern lassen. Auch wir sind auf geheimnisvolle Weise nur Werkzeuge der Fügung. Es kam über uns..., es hat sich ergeben..., wir hatten Glück...

Nie können wir wissen, ob wir Erfolg haben werden, wenn wir etwas tun. Wir wissen nicht einmal, ob wir in der nächsten Stunde noch leben werden. Das sollte uns stets sehr bewußt sein, wenn wir unser Schicksal „machen" wollen oder nachträgliche Verbesserungsvorschläge haben.

# Angst

Sie leiden unter Ihrer Angst. Sie überfällt Sie, wenn das Asthma kommt und Ihr Herz schmerzt, wenn Sie längere Zeit allein gelassen werden, wenn keine Medikamente im Haus sind, wenn es Nacht wird, und wenn Sie sich bestimmten Gedanken und Vorstellungen hingeben. Die Angst lähmt Sie, und das verstärkt sie wiederum. Es ist ein Teufelskreis.

Sie haben festgestellt, daß die Angst verschwindet, wenn Sie bestimmte Medikamente nehmen, wenn Sie den Kragen öffnen, das Fenster aufreißen oder in der Wohnung auf und ab gehen. Sie läßt auch nach, wenn Ihre Frau oder ein Arzt anwesend sind.

Angst entsteht durch Enge. Sie kann durch ein Zimmer, ein Kleidungsstück, eine Menschenmenge, die verengten Herzkranzgefäße oder die Bronchien, bestimmte Gedanken oder Situationen hervorgerufen werden. Wir bekommen immer dann Angst, wenn wir weder fliehen noch uns wehren können, obwohl es erforderlich wäre, d. h. wenn vitale Gefühlsimpulse und Kräfte blockiert und gestaut werden. Sobald sich die Fessel lockert, und wir den inneren Stau umsetzen können, läßt sie nach.

Eine äußere mechanische Beengung läßt sich relativ gut erkennen und beseitigen. Wir können jedoch auch innerlich gefesselt, die Gefangenen unserer Gedanken, Hemmungen und Verklemmungen sein. Dies erkennen wir meist nicht und glauben, wir müßten nur gewisse äußere Umstände beseitigen, um frei zu werden. Doch die Lösung dieser Angst kann nur in unserem Inneren erfolgen.

Durch Erziehung und Erfahrungen ist unser Denken oft so programmiert, daß es unsere Gefühlsimpulse daran hindert, sich unmittelbar in Handlung und Reaktion umzusetzen. Fühlen, Denken und Handeln sind dann nicht mehr, wie es idealerweise sein sollte, aufeinander abgestimmt. Sie blockieren sich gegenseitig, es entsteht ein innerer Überdruck, aber keine Bewegung. Das ruft immer Angst hervor.

Schon von klein auf haben wir immer wieder Situationen erlebt, in denen wir wie gefesselt einen drohenden Schmerz erwarten mußten, ohne daß wir fliehen oder uns wehren konnten. Vor allem als Kinder standen wir angesichts der übermächtigen Umwelt wie gelähmt da und mußten den Schmerz der Strafe über uns ergehen lassen, aber auch als Erwachsene sind wir immer wieder mächtigeren Instanzen ausgeliefert. Das Nichts-Tun-Können angesichts eines drohenden Schmerzes ist das Ur-Angst-Erlebnis. Denn würde z. B. ein Auto auf uns zurasen, dann würden wir uns mit einem schnellen Sprung in Sicherheit bringen und hätten für Angst gar keine Zeit.

Unsere Angst beeinflußt unser Verhalten und begrenzt unser Denken. Sobald wir eine Situation auf uns zukommen sehen, die eine Schmerzerinnerung hervorruft, weichen wir vorsorglich aus. Einer realen Situation können wir auch tatsächlich ausweichen oder uns ihr stellen, einer ausgedachten, irrealen dagegen nicht. In ihr sind wir handlungsunfähig und der Angst ausgeliefert.

Wenn Sie sich zum Beispiel eine Krankheit vorstellen, von der Sie gehört haben, daß sie schmerzhaft sei, taucht aus Ihrem „Gefühlsarchiv" die Erinnerung an Schmerzen auf. Diese Gefühlserinnerung verbindet sich mit Ihrer Vorstellung von der Krankheit, so daß diese dadurch eine gewisse Lebendigkeit bekommt. Das löst nun wiederum den Gefühlsimpuls der Abwehr oder der Flucht aus, der aber, weil es sich nur um ein Hirngespinst handelt, nicht in reales Leben umgesetzt werden kann. Sie sind wie gelähmt und Ihr innerer Gefühlsstau ruft Angst hervor.

Solange wir im täglichen Leben adäquat auf jede Wahrnehmung und jeden Gefühlsimpuls reagieren können, empfinden wir keine Angst, selbst wenn es sich um wirklich lebensgefährliche Situationen handelt, in denen wir unser ganzes Können einsetzen müssen. Denn in diesen Momenten sind Fühlen, Denken und Handeln auf das gemeinsame Ziel des Überlebens ausgerichtet. Sobald wir aber zu zögern beginnen, steigt die Angst in uns auf. Wenn z. B. ein gefährlich aussehender Hund auf uns zukommt, löst er den Gefühlsimpuls zur Flucht oder Abwehr aus. Solange wir jedoch nicht wissen, wie wir uns verhalten sollen, bekommen wir Angst.

Fast ausweglos sind aber die ausgedachten Situationen. Denn bei ihnen ist die Einheit zwischen Fühlen, Denken und Handeln gestört. Statt zuerst zu fühlen, haben wir mit dem Denken begonnen, und das Handeln fällt ganz aus.

Wir geben uns immer dann Illusionen und Vorstellungen hin, wenn wir nicht bereit oder fähig sind, uns unserer tatsächlichen Lebenssituation zuzuwenden, uns mit ihr auseinanderzusetzen und aus ihr zu lernen. Vorstellungen und Illusionen sind eine Flucht aus dem Leben. Für uns Menschen, die wir meist noch nicht einmal unser tägliches Leben richtig erfassen und bewältigen können, sind sie ausgesprochen schädlich, denn sie hinterlassen ein inneres Chaos.

Ängste, die Vorstellungen entspringen, sind destruktiv. Sie fördern unsere Entfaltung nicht. Aus ihnen steuern wir jedoch zum großen Teil unser Leben und sind deswegen meist nicht in der Lage, real und geistesgegenwärtig zu leben und jeweils den richtigen Schritt zu tun. Denn wie oft werden wir von Vorstellungen gelähmt, die sich dann im realen Leben als falsch erweisen.

Sie stellen sich z. B. vor, daß Sie in der Nacht einen Herzanfall bekommen und kein Arzt da ist oder daß Ihre Frau verunglückt und Sie hilflos und allein sind. Daraufhin bekommen Sie immer sofort Angst. Denn gegen diese ausgedachten Situationen können Sie nichts unternehmen, Sie hängen „in der Luft". In einer realen Situation dagegen schaltet sich sofort und automatisch Ihre Selbsterhaltungskraft ein.

Eine der Voraussetzungen der Angst ist ja das Gefühl, fliehen oder sich wehren zu müssen, d. h. die Tatsache, daß wir uns gegen eine bestimmte Situation sträuben. Dies tun wir fast immer deshalb, weil wir die Erinnerung an einen erlittenen Schmerz mit ihr verbinden. Wenn es uns nun aber gelänge, sie anders zu beurteilen und uns ihr vertrauensvoll zuzuwenden, d. h. das Sträuben aufzugeben, würde keine Angst auftreten, weil sich kein Flucht- oder Abwehrimpuls stauen könnte.

Viele unserer Schmerzerinnerungen stammen aus früheren Zeiten, als wir noch klein, schwach und ausgeliefert waren. Deshalb ist es erforderlich, sie stets darauf zu untersuchen, ob sie in der Gegenwart noch berechtigt sind und wir wirklich einen Schmerz zu erwarten haben. (Wer „geistesgegenwärtig" lebt, tut dies automatisch). Gleichzeitig bedeutet das, daß wir unser Schicksal und alles, was kommt, als (in einem höheren Sinne) richtig erkennen lernen, so daß wir uns gar nicht zu sträuben brauchen.

Es ist der Abbau aller falschen Informationen und der Aufbau eines echten Wissens und des Vertrauens in eine übergeordnete Kraft, die nichts Falsches zuläßt und uns in einen Entwicklungsprozeß gestellt hat, in dem bestimmte Erfahrungen durchlaufen werden müssen. Es bedeutet gleichzeitig, daß wir eine stabile, verläßliche Beziehung zu unserem Schicksal finden, die uns unserem Leben mit innerer Ruhe entgegensehen läßt.

Wenn wir grundsätzlich erkennen können, daß die Wirklichkeit unseres Lebens immer richtig, optimal und sinnvoll ist, daß also hinter ihr eine höhere Ordnung steht, die uns nie im Stich läßt, werden wir keine Veranlassung haben, uns dagegen zu sträuben.

Um in diesem Sinne unsere Angst zu verlieren, müssen wir verstehen lernen, daß unser Verstand nicht über einen bestimmten Punkt hinausreicht. Und daß dennoch jenseits dieses Punktes das Wissen und die Wahrheit, die Größe und die Kraft zunehmen. Auch unser menschliches Leben ist eine Begrenzung und wenn wir eines Tages seine Grenzen überschreiten, werden wir Erweiterung erfahren.

Das Transzendente, das wir auch Gott nennen, ist eine Realität, die sich uns ständig offenbart, vor der wir aber immer wieder in die Scheinwelt unserer Vorstellungen, Bewertungen und Beweise fliehen. Das unmittelbare Gefühl für jene Kraft, aus der wir stammen, mit der wir in Verbindung stehen und die in uns wirkt, kann von uns erfahren werden, wenn es uns gelingt, unser tägliches Leben, in der sie sich am unmittelbarsten ausdrückt, bewußt zu leben.

Sie haben gesagt, Sie wollten Ihre Angst überwinden, hätten gleichzeitig aber das Gefühl, als sei sie notwendig für Ihr Leben. Damit haben Sie von zwei verschiedenen

Stufen der Angst gesprochen: der konstruktiven und der destruktiven.

In dem Moment, in dem eine gefährliche Situation eintritt, auf die wir angemessen reagieren müssen, kann für einen Moment eine Art Stau eintreten, der sich aus unserer Unbeweglichkeit ergibt. Wir werden eine Ahnung von Angst bekommen, die jedoch mit jeder Handlung oder Aktivität sofort verschwindet.

Das gilt generell für unser ganzes Leben. Wenn sich z. B. Entwicklungen anbahnen, die unsere individuelle Selbstverwirklichung unmöglich machen würden, empfinden wir dies als Gefahr und reagieren in einer äußerlich nicht erkennbaren Weise durch eine Änderung unserer inneren Haltung und Einstellung darauf. Das Bedürfnis nach Selbstentfaltung, nach Verwirklichung dessen, was in uns gelegt ist, ist eine unserer wesentlichen Kräfte. Können wir uns nicht entfalten, so empfinden wir Schmerz.

Ständig untersuchen wir wie mit einer Radarsonde unser tägliches Leben darauf, ob die Gefahr besteht, eingeengt oder beschnitten zu werden. Jedes Alarmsignal löst den Impuls zu einer Richtungsänderung aus. Die Ahnung der Angst, die dabei durch unser etwas verzögertes Handeln auftritt, empfinden wir als konstruktiv, weil sie mit einem konstruktiven Vorgang verknüpft ist. Sobald wir den nötigen Schritt getan haben, verschwindet sie gänzlich, – und wenn wir ganz ohne Verzögerung, unmittelbar, leben und handeln, tritt sie gar nicht auf.

Die destruktive Angst dagegen entspringt unseren Vorstellungen. Sie lähmt und schwächt uns, weil sie nicht durch eine reale, lebendige Handlung aufgelöst werden kann. Sie färbt unser ganzes Leben ein und entfremdet uns von uns selbst. Da sie einen großen Teil unserer Kraft verbraucht, macht sie uns krank und schwach.

Wie jede Angst, läßt sie sich dadurch beseitigen, daß wir entweder den Druck, die Beengung, lösen oder den Stau der Gefühle von innen beseitigen, – durch Medikamente oder bestimmte Verhaltensweisen.

Wir können die Angst einer negativen Vorstellung dadurch auflösen, daß wir sie einfach in eine positive ändern. Das würde etwa so aussehen, daß wir uns etwas ausdenken, wovor wir Angst bekommen. Darauf stellen wir uns vor, daß alles doch noch gut ausgeht oder noch besser wird. Die Angst läßt nach und macht vielleicht einer Erwartungsfreude Platz. Im Moment sind wir dann beruhigt: da wir aber den ganzen Vorgang nicht erkannt haben, werden wir ihn bei nächster Gelegenheit mit einer anderen Vorstellung wiederholen. Eine Angst löst dann die andere ab. Menschen, die dies tun, fürchten sich ständig vor irgendetwas.

Wir könnten aber auch, wenn die Angst auftaucht, uns klar machen, daß es eine Ordnung gibt, der wir vertrauen können. Wir könnten also lernen, uns nicht mehr gegen das Zukünftige, gegen unser Schicksal, zu sträuben, zu dem übrigens auch der Tod gehört. Wir könnten lernen, unsere Angst zu überwinden, indem wir darauf vertrauen, daß alles, was uns begegnen wird, seine Richtigkeit hat. Wenn wir diesen Weg bewußt gehen, können wir mit der Zeit eine andere Einstellung unserem Leben gegenüber gewinnen und die Kraft, schwere Schicksalsprüfungen zu überstehen.

Gleichzeitig könnten wir jedoch auch damit beginnen, uns zu fragen, warum wir überhaupt Vorstellungen und Illusionen entwickeln, d. h. unserem gegenwärtigen, realen Leben entfliehen. Wir könnten erkennen, wie unfähig wir sind, die Wirklichkeit unseres Lebens zu akzeptieren und zu durchleben, wie sehr wir darauf eingestellt sind, ihr ständig auszuweichen.

In dem Moment, in dem wir in der Wirklichkeit, der Augenblicklichkeit unseres Lebens aufgehen, in dem wir geistesgegenwärtig und hingebungsvoll leben, werden wir weder einen Anlaß haben, Vorstellungen oder Zukunftsillusionen zu entwickeln, noch Angst zu bekommen. Denn unser Fühlen, Denken und Handeln wird in Übereinstimmung stehen mit dem, was unser unbegreifliches Schicksal uns durchleben läßt.

# Wir müssen wieder fühlen lernen

Ich finde, wir sollten Ihre beginnende Impotenz nicht nur als körperliche Störung sehen. Sie sind zwar mehr auf eine medikamentöse Therapie eingestellt, mit der man wahrscheinlich das ganze Beschwerdenbild so weit reduzieren könnte, daß es für Sie bei oberflächlicher Betrachtung nicht mehr erkennbar wäre. Sie wären erleichtert und würden sich für geheilt halten.

Doch jede Krankheit hat auch eine seelische Seite, und das körperliche Symptom ist nur das sicht- und fühlbare Ende einer langen Ursachenkette, die im Seelischen und Geistigen begonnen hatte. Unter einer psychischen Belastung pflegen sich die vorher unbemerkten körperlichen Schwächen zu Krankheiten zu entwickeln. Beschränkt man sich darauf, nur die körperlichen Symptome zu beseitigen, und wird die seelische Problematik, die sich mit dem Organ verknüpft hat, nicht gelöst, sondern nur ins Unterbewußte verdrängt, so ist ihr Wiederauftauchen so gut wie sicher. Sie werden andere Beschwerden hervorrufen und gleichzeitig, sozusagen aus dem Untergrund, das gesamte Gefühlsleben negativ beeinflussen.

Üblicherweise sind wir nicht darauf eingestellt, ein Problem als Chance zur Erweiterung unserer Erkenntnisse und Fähigkeiten zu sehen. Denn statt uns zu beschweren und zu versuchen, es uns sofort vom Halse zu schaffen, könnten wir ja auch fragen: Was will mir mein Problem mitteilen und auf welche Schwäche weist es mich hin? Dadurch bekäme die Krankheit einen Sinn.

Fast jeder Mann wird einmal in seinem Leben, wenn er unter bestimmten Umständen ein Nachlassen seines sexuellen Interesses feststellt, dies mit Impotenz erklären und damit eine rein körperliche Erscheinung meinen. Wenn er kein eindeutiges Gebrechen vorweisen kann, hält er sie für eine normale Alterserscheinung, obwohl bekannt ist, daß viele Männer bis ins hohe Alter sexuell aktiv bleiben.

Wir könnten jetzt versuchen, mit Medikamenten Ihre Potenz wieder „anzukurbeln". Wenn wir das Problem aber so lösen wollen, daß ein echter Fortschritt erzielt wird, müssen wir nach seiner Quelle suchen.

Ihre Impotenz besteht darin, daß die Stärke Ihrer sexuellen Gefühle und Befriedigung in Ihrer Ehe nachgelassen hat. Es kommt sogar vor, daß Sie keine Erektion oder keinen Orgasmus bekommen, obwohl Sie es sich vornehmen.

Üblicherweise versteht man unter Potenz, daß sexuelle Erregung vorhanden ist und der geschlechtliche Kontakt zum Samenerguß führt. Sind diese Kriterien erfüllt, ist angeblich alles in Ordnung. Dies ist allerdings eine sehr oberflächliche Betrachtungsweise. Ein Mann kann mit einer solchen Potenz zwar Kinder zeugen, aber er muß deswegen noch lange nicht in der Lage sein, ein echtes Gefühl zu entwickeln und einen Kontakt zu seinem Partner aufzunehmen. Da die menschliche Sexualität aber im wesentlichen eine *Gefühlsangelegenheit* ist, kann von wirklicher Potenz erst gesprochen werden, wenn ein Mann nicht nur zeugen, sondern auch fühlen kann.

Es taucht nun die Frage auf, ob Sie, in diesem Sinne, vorher wirklich potent waren, oder ob sich ein früherer Zustand unter einer bestimmten Belastung nur so verstärkt hat, daß er Ihnen jetzt auffällt. Dafür müßten wir einige Sexualklischees genauer betrachten.

Zunächst ist festzustellen, daß es außer den anatomischen Gegebenheiten keine prinzipiellen Unterschiede in der sexuellen Erlebnisfähigkeit zwischen Mann und Frau gibt, und daß nicht nur die Frau, sondern auch der Mann eine Art Scheinsexualität betreiben kann, die nur auf äußerlichen Eindruck ausgelegt ist und der die Tiefe des echten Gefühls fehlt.

Die „Potenz" des Mannes läßt sich mit einem schnellen Kontrollblick feststellen, bei der Frau ist dies wesentlich schwieriger. Deshalb wird eine Frau nicht als impotent, sondern als frigide bezeichnet, wenn eine Störung ihrer Sexualempfindungen angedeutet werden soll. Damit wird der Frau aber gerade das vorgeworfen, was man dem Mann nachsieht: die Unfähigkeit, sich dem sexuellen Gefühl hinzugeben.

In Wirklichkeit kommen Frigidität und Impotenz bei Mann und Frau vor, und mit diesen Bezeichnungen werden nur bestimmte Aspekte betont. Unsere Gesellschaft hat die Sexualität zerstückelt und dem Mann den sexuellen Drang, der Frau dagegen das Gefühl zugeteilt: er wird dazu erzogen, seine Gefühle zu kontrollieren und zu unterdrücken; sie darf nicht sexuell aktiv und begehrend sein. Da die Sexualität aber nur im Zusammenwirken *beider* Komponenten ihren vollen Sinn erfüllen kann, müssen wir unter den gegebenen Umständen sowohl die Frau als auch den Mann als sexualgestört betrachten. Es bleibt sich gleich, welchen Akzent die Störung hat: wer frigide in seinem Gefühl ist, muß im tieferen Sinne auch als impotent gelten, und umgekehrt.

In der Regel wird die Frigidität nur der Frau zugeschrieben, obwohl fast jeder Mann ebenfalls darunter zu leiden hat. Die meisten Männer lehnen allerdings die Feststellung, frigide bzw. impotent zu sein, entrüstet ab und berufen sich auf die äußerlichen Beweise ihrer Potenz. Sie wissen aber oft gar nicht, was das sexuelle Gefühl in seinem inneren Gehalt bedeutet und daß sie die in ihm liegenden Möglichkeiten angesichts unserer sexualverneinenden Erziehung nie kennenlernen konnten.

Frigidität, in einem umfassenderen Sinne, ist die Unfähigkeit zum *vollen* Erleben des sexuellen Gefühls, das bis in eine gewisse Ekstase führt und eine tiefe Befriedigung und menschliche Bereicherung hinterläßt. Wenn wir uns klar machen, daß dies generell auf *jedes* Gefühl zutrifft, verstehen wir, daß es sich hier um ein universales Problem unserer Gesellschaft handelt, die das Gefühl unterdrückt und Angst vor ihm hat. Das, was sie an Gefühlen zuläßt, ist nur eine schwache und obendrein verfälschte Ahnung des Ursprünglichen, das wir nicht verwechseln dürfen mit dem echten und unverdorbenen Gefühl.

Es handelt sich hier um ein allgemeingültiges Prinzip: ein Mensch, der sich seinen Gefühlen nicht voll und uneingeschränkt hingeben und in ihnen aufgehen *kann*, wird dies auch nicht in seiner Sexualität können, und umgekehrt. Er wird mehr oder weniger frigide oder impotent sein.

Es gibt eine *gefühllose* Sexualität, die der Gefühlsangst oder -kälte eines Menschen parallel läuft. So geht nicht jeder Samenerguß mit jenem ekstatischen und tief befriedigenden Gefühl einher, das das Kennzeichen des echten Orgasmus ist.

Die Gefühle sind die wesentliche Kraft in unserem Leben. Sie bedingen unser Handeln und aus ihnen erwächst in der Auseinandersetzung mit dem Verstand unser Bewußtsein. Das Gefühl ist die Verbindung zu einer Dimension, der wir den Namen Gott, Jenseits, Kosmos usw. geben, einer Welt, die wir nicht kennen, von der wir aber dennoch eine Ahnung haben. Das Gefühl ist eine Mitteilung von dort und gleichsam die Stimme Gottes. Wir können es nicht willkürlich produzieren (höchstens es aktivieren, wenn es bereits in uns ruht) und es auch nicht verstandesmäßig begreifen. Das einzige, was wir können, ist es *fühlen*. Und im Fühlen können wir seine Mitteilung begreifen und ein Verständnis für uns und das Leben gewinnen.

Wir kennen den Zustand, in dem unser Gefühl gleichsam erstorben ist, in dem wir den Kontakt zu uns und dem Sinn unseres Lebens verloren haben und der Strom unserer Kraft abgerissen ist. Und andererseits erleben wir immer wieder, daß ein intensives Gefühl alles verändert und uns zu lebendigen Menschen macht.

Das sexuelle Gefühl hat eine besondere Intensität. In seinem Höhepunkt findet der unmittelbarste Kontakt mit jener anderen Welt statt, wenn wir, wie von einer überirdischen Kraft fortgerissen, für einen Augenblick mit der Ewigkeit verschmelzen und dabei gleichzeitig, alle Grenzen und Schranken durchbrechend, eine Verbindung zu einem anderen Menschen herstellen. Die Sehnsucht nach diesem unmittelbaren Gefühl ist uns allen gemeinsam und führt uns immer wieder zusammen. Wir sollten nie vergessen, daß auch oder gerade das sexuelle Gefühl eine „göttliche" Mitteilung darstellt. Es ist von seinem Wesen her unschuldig und grenzenlos, und das, was aus ihr durch menschliche Unzulänglichkeit entsteht, hat mit ihm oft nur noch entfernte Verwandtschaft.

Unsere Gesellschaft bejaht die Sexualität nicht. Das spürt bereits das kleine Kind. Im Gegenteil, wir müssen sie verstecken und vertuschen. Sie ist mit Peinlichkeit und

Negativität beladen. Und dennoch ist es gerade die Sehnsucht nach sexuellem Gefühlserleben, die die Menschheit am Leben hält und untereinander verbindet.

Meistens erfahren wir sie nur noch in verschleierter und umgewandelter Form. Sie wird idealisiert, mystifiziert oder sublimiert, und verliert dabei viel von ihrer ursprünglichen Kraft. Unser Gefühlsleben bringt, wie die Vegetation in einem rauhen Klima, nur winzige Blüten hervor, und solange wir dieses Klima nicht verlassen, wissen wir nicht, zu welcher Schönheit und Größe sie erblühen können. Solange sind wir frigide, gefühlskalt und impotent.

Unsere Gesellschaft verlangt die Tabuisierung und Eindämmung der Sexualität. Denn sie stellt eine zu lebendige Kraft dar. Mehr noch als alle anderen Gefühle, kann sie den Menschen befreien und unfähig machen, sich willkürlichen Normen zu unterwerfen.

Mit Hilfe der Erziehung wird sie, ähnlich wie elektrischer Strom, eingefangen, reduziert und umgeleitet. Da es sich um eine große Kraft handelt, muß auch große Gewalt angewendet werden: die Bestrafung. Besteht diese nur in körperlicher Züchtigung, können wir uns wehren oder schreien und damit den Schmerz nach außen ableiten. Die gefühlsmäßige Bestrafung dagegen, durch Entzug der Zuwendung und Erzeugen von Schuldgefühlen, durch einen traurigen Blick, durch Seufzen oder Beleidigtsein, ist ungleich zerstörerischer. Sie läßt uns kaum eine Chance, denn sie richtet den Schmerz, der uns zur Gegenwehr befähigen soll, in uns selbst zurück und erzeugt die Verzweiflung des schlechten Gewissens. Das Erlebnis, bestraft zu werden, ist für uns Menschen von so schwerwiegender Bedeutung, daß wir, um zu überleben, uns unserer stärkeren Umwelt anpassen.

Die Erzieher pflegen den eigenen Konflikt zwischen Gefühl und Moral, der durch das ungehemmt fühlende Kind belebt wird und ihnen Peinlichkeit bereitet, dadurch zu umgehen, daß sie die freien Gefühle im Kinde unterdrücken, bestrafen und sie durch die Moral ersetzen. Diesen Weg mußten sie einst selber gehen, und es ist ihnen nie in den Sinn gekommen, einen anderen zu suchen.

Im emotionalen Gedächtnis, in dem sämtliche jemals erlebten Gefühle gespeichert und abrufbar sind, verbindet sich die Erfahrung des Strafschmerzes mit dem (ihn auslösenden) lustbetonten Gefühl zu einem untrennbaren Komplex. Es entsteht die Assoziation: Lebensfreude = Bestrafung. Dieser Vorgang hat eine generelle, symbolische Bedeutung und taucht in vielen Varianten auf. Immer geht es darum, daß eine freie und spontane Gefühlsäußerung durch eine übermächtige und verständnislose Umwelt bestraft wird.

Dieser Komplex beherrscht unser Gefühlsleben bis zu dem Tage, an dem wir im Zuge einer Bewußtwerdung lernen, den Knoten zu lösen und ein spontan erlebtes Gefühl als „göttliche" Mitteilung und Lebensbedingung zu sehen, und nicht als Voraussetzung für eine Bestrafung.

Die Stimme, die uns sagt: Das darfst du nicht! ‚nennen wir das Gewissen. Es ist der Ausdruck unserer Angst vor Strafe, denn wir haben gelernt, daß wir schuldig gesprochen und bestraft werden, wenn wir nicht so sind und handeln, wie es von uns verlangt wird. So entwickeln wir Schuldgefühle und Moral.

Diese Moral orientiert sich an dem, was geduldet bzw. nicht bestraft wird. Sie bedeutet immer, daß wir, uns zu schwach fühlend, darauf verzichten, die Impulse unserer individuellen Lebensentfaltung in reales Leben umzusetzen. Dadurch vermeiden wir zwar die Strafe von außen, erleiden sie aber innerlich im Schmerz des Schuldgefühls.

Das Problematische hieran ist, daß sich dieser Vorgang nicht im realen Leben abspielt, sondern in uns selbst. Deshalb sind wir nicht in der Lage, aus der jeweils neu eingetretenen Situation zu erkennen, ob wir wirklich schuldig sind bzw. noch immer so schwach, daß wir uns einem fremden Willen beugen müssen.

Schon früh wird die Sexualität des Kindes verdorben: abgelehnt und mit schlechtem Gewissen assoziiert, kann sie auch später vom erwachsenen Menschen nicht frei erlebt werden. Stets taucht, mehr oder weniger bewußt, das Schuldgefühl, die Moral, auf und schränkt gleichzeitig die gesamte Gefühlslebendigkeit ein. Dieses Problem wird Ihnen momentan bewußt.

Wohlgemerkt, unsere verstümmelte und abgeschwächte Sexualfähigkeit darf nicht mit dem ursprünglichen, unschuldigen und spontanen Gefühl verwechselt werden, mit der Fähigkeit, sich ihm ohne Vorbehalte, Angstgefühle oder Wunschphantasien hinzugeben und aus ihm die Kraft zu einem positiven Leben zu gewinnen.

Die beschnittene Sexualität wird stets als irgendwie unbefriedigend erlebt, weil sie keine volle Entfaltung darstellt. Diese innere Wahrnehmung ruft das Gefühl der Impotenz, d. h. der Unfähigkeit, hervor. Und in der Tat ist ein Mensch, dessen Gefühlsstruktur mit einer Angst- und Moralbremse versehen ist, unfähig, ein Gefühl ganz zuzulassen und zu fühlen. Er ist gefühlsmäßig impotent.

Dadurch gerät er in eine Schwierigkeit: denn um vor sich und der Welt bestehen, um sich selbst lieben und geliebt werden zu können, muß er potent, d. h. eben nicht schwach und unfähig, sein. Da das Echte, wenn es einmal verloren wurde, erst mühsam wieder errungen werden muß, geht er meist den bequemeren Weg. Er vermittelt sich und seiner Umwelt die Illusion der Potenz und verschleiert seine Unfähigkeit. Er entwickelt gesellschaftlichen Ehrgeiz, betrachtet stolz sein Haus, sein Auto, seine soziale Stellung und sucht sich über seine (ebenfalls unfähigen) Mitmenschen zu erheben.

In Ihrer langjährigen Ehe erleben Sie jetzt, daß Ihre sexuelle Lust und Empfindungsfähigkeit nachläßt und halten das für eine beginnende Impotenz im Sinne einer normalen Alterserscheinung.

Nun ist aber vor einiger Zeit eine alte Jugendfreundin wieder aufgetaucht und wollte Sie treffen. Da Sie annehmen, daß ein Wiedersehen zu einem sexuellen Kontakt führen würde, und Sie Ihre Frau nicht hintergehen wollen, haben Sie sich nicht mit ihr verabredet, obwohl Sie eigentlich Lust dazu gehabt hätten. Jetzt befinden Sie sich in der Schwierigkeit, daß Sie, um kein Schuldgefühl zu bekommen, der sexuellen Anziehung Ihrer Jugendfreundin nicht nachgeben, gleichzeitig aber kein, oder nur wenig, Interesse an Ihrer Frau haben. Sie sind in Ihrer Sexualfreude blockiert.

Denn Sie gestehen Ihrer Frau prinzipiell das Recht zu, Sie mit Gefühlsterror zu bestrafen, wenn Sie Ihrem (allerdings nicht auf sie gerichteten) Gefühl nachgeben oder sich gar von ihr trennen wollten. Sie würden demnach wahrscheinlich genauso reagieren. Sie haben die Berechtigung zu einer solchen Haltung noch nicht in Frage gestellt, haben nicht erkannt, daß kein Mensch einen Besitzanspruch auf einen anderen hat, und daß der Schmerz, der bei Trennungen auftritt, der Ausdruck von Egoismus, Eitelkeit, Lebensangst, Besitzgier, also menschlicher, Unfähigkeiten, zu sein pflegt. Die in diesen Fällen zitierte Liebe würde nämlich bedeuten, den geliebten Menschen frei und glücklich sehen zu wollen und ihn, mit allen guten Wünschen versehen, dorthin zu entlassen, wo er sich wohler fühlt. Momentan wären Sie grundsätzlich bereit, auf Ihre Lebensentfaltung zu verzichten, weil Sie sich unmoralisch oder schuldig vorkommen würden, wenn Sie den Egoismus eines (gefühlsmäßig stärkeren) Menschen nicht befriedigen würden.

Das Schuldgefühl, das Sie jetzt gehindert hat, einen Kontakt zu Ihrer Jugendfreundin aufzunehmen, wurde hervorgerufen von der Angst vor der Reaktion Ihrer Frau. Diese Ihre Moral hat dazu geführt, daß sie „anständig" geblieben sind. Gleichzeitig aber hat sie einen spontanen Vitalimpuls verdorben und damit generell aufs Neue die Fähigkeit, ein Gefühl in Leben umzusetzen, beeinträchtigt.

Die Gefühlsfrustration, die Sie erfahren haben, hat sich auch auf alle sexuellen Regungen gelegt – besonders Ihrer Frau gegenüber, der Sie insgeheim und uneingestanden den Vorwurf machen, Ihrer Lebensfreude im Wege gestanden zu haben. Daher sind Sie seit einiger Zeit unfähig zu einer positiven sexuellen Beziehung zu ihr, verbergen das ganze Problem aber hinter der Erklärung, es handle sich um ein normales Nachlassen Ihrer Potenz.

Wenn wir davon ausgehen, daß jedes Gefühl *primär* reinen Ursprungs ist und einem höheren, für uns nicht erkennbaren Sinn dient, müssen wir mit zunehmender Bewußtheit lernen, die verhängnisvolle Verknüpfung des Gefühls mit einer anerzogenen Moral zu lösen. Sonst pervertieren wir es und ersetzen Gott durch einen Götzen, und aus dem „göttlichen", positiven Gefühl wird ein negatives, verdorbenes, das wiederum mit einer zweiten Schicht von Moral überzogen wird.

Wir müssen erkennen, daß sich die Verhältnisse unseres Lebens ständig ändern, daß wir mit jedem Tag stärker werden und die Pflicht zur Selbstentfaltung haben. Wir tragen ein inneres Gesetz in uns, das sich verwirklichen muß. Gerade unser ehrlich gefühltes und gelebtes Gefühl ist es, das uns die Kraft dazu gibt. Was einst für das schwache Kind eine berechtigte Funktion hatte, verliert im späteren Leben häufig seinen Sinn. In dieser Erkenntnis liegt unser wirkliches Erwachsenwerden.

Unser Bewußtsein muß den realen Bedingungen unseres Lebens entsprechen, damit wir in unserer inneren Entwicklung nicht hinter der äußeren herhinken. Wenn wir generell erkennen, daß Schuldgefühle lediglich die Angst vor (tatsächlichem oder eingebildetem) Strafschmerz und nicht automatisch Ausdruck einer höheren Moral sind, und daß nur der Schwache bestraft wird, können wir nicht umhin, jedes Schuldgefühl auf seine *aktuelle Berechtigung* zu überprüfen.

Häufig werden wir dabei feststellen, daß sich die Situation längst geändert hat, daß wir ein Relikt aus der Vergangenheit unserer Gefühle hervorgezogen haben und daß unser schlechtes Gewissen infantil und unbegründet ist. Wir müssen uns dazu durchringen, auch innerlich so erwachsen zu sein, wie wir nach außen erscheinen.

Wir befinden uns in einem Wachstumsprozeß, der unsere Möglichkeiten und Erkenntnisse ständig verändert. Oft müssen wir eine für unumstößlich gehaltene Meinung bei erweiterter Lebenskenntnis wieder revidieren. Das Festhalten an starren, nicht aus der lebendigen Realität jeweils neu erstandenen Regeln und Moralgesetzen behindert unser Wachstum.

Sie hätten jetzt eine Gelegenheit, Ihre Gefühle ein wenig aus der Klammer Ihrer Schuldgefühle zu befreien. Indem Sie die auf Sie einstürmenden Gefühle und Lebensimpulse bewußt durchlebten, könnten Sie etwas aus ihnen erfahren und sich vielleicht ändern. Sie könnten sie und das ganze Problem der schuldverdorbenen Sexualität aber auch verdrängen. Das würde Ihnen zwar eine gewisse momentane Erleichterung bringen, aber die tief in Ihnen sitzende Unzufriedenheit mit sich, die ja auch Ihre körperlichen Störungen ständig verstärkt, würde zunehmen. Jede erkannte und vertane Chance vergrößert den Berg unserer Frustrationen.

Natürlich ist mir klar, daß es eine sehr schwere Aufgabe ist, einen solchen Prozeß der Wahrheitsfindung zu durchstehen, denn dabei tauchen unweigerlich bisher verdrängte, sehr intensive und schwer zu verkraftende Schmerzgefühle auf. Die Verlockung, sich in neue Lügen zu retten, ist dann sehr groß. Vielleicht muß noch ein Stück Wegs zurückgelegt werden und vielleicht müssen Sie jetzt noch die Heimlichkeit wählen, bis Sie die Kraft und die Freiheit für einen *offenen* Dialog haben. Denn Sie müssen Ihre Frau ja irgendwie und menschlich vertretbar mit einbeziehen.

Sie könnten sich vielleicht bewußt dem sexuellen Gefühl zu Ihrer Jugendfreundin hingeben und versuchen, herauszufinden, was dahinter steckt. Sie könnten dabei aus der Gefühlsstarre erwachen, in der Sie sich jetzt befinden, und Sie könnten die Beziehung zu Ihrer Jugendfreundin besser verstehen. Das würde Sie entweder mit ihr verbinden oder Sie endgültig von ihr trennen, denn es würde sich zeigen, ob sie nur die Freundin Ihrer Jugend war oder mehr ist.

Vielleicht würden Sie feststellen, daß ihre sexuelle Anziehung nur auf der Aktivierung einer Gefühls-Erinnerung beruht, die heute keine Gültigkeit mehr hat. Denn gerade das sexuelle Gefühl wird häufig als Vehikel für andere Bedürfnisse benützt, wie z. B. die Lösung von Spannungen, Frustrationen, Aggressionen, Minderwertigkeits- oder sogar Rachegefühlen. Diese Erkenntnis würde Sie aus dem verderblichen Einfluß „schöner" unverarbeiteter Erinnerungen befreien. Denn Gefühle müssen einen realen Bezug haben, um eine Wahrheit mitteilen zu können.

Sie könnten auch die Gefühle zu Ihrer Frau klären und versuchen, sich ehrlich mit ihr auszusprechen und zu verständigen. Das würde das Verhältnis zu ihr verbessern, – in welcher Form auch immer. Meist erkennt man die Qualität einer sexuellen Beziehung daran, ob neben der bloßen Entspannung auch eine echte menschliche Berührung stattgefunden hat. Natürlich spielt die rein körperliche Befriedigung auch eine große Rolle, aber wenn Sie feststellen würden, daß es Ihnen *nur* darum geht, könnten Sie daran eine Unfähigkeit zu engem menschlichem Kontakt erkennen.

Sie ist die Voraussetzung für eine rein körperliche Sexualität, wie Sie sie z. B. bei einer Prostituierten bekommen können. Diese Kontaktstörung ist sehr weit verbreitet und die Folge erlittener Gefühlsverletzungen, aber sie stellt eine Einschränkung der menschlichen Möglichkeiten dar. Falls Sie hiervon etwas an sich entdecken würden, könnten Sie in sich den Wunsch wecken, wieder kontaktfähig zu werden.

Wer die Wahrheit sucht, kann nur das Richtige finden. Ihre Bereitwilligkeit und Ehrlichkeit kann Sie ein gutes Stück voranbringen und auch manche körperliche Störung verschwinden lassen.

Wenn Sie sich gut beobachten, können Sie feststellen, wie sich verschiedene fremde Komponenten mit Ihren sexuellen Gefühlen vermischen und sie beeinträchtigen. Es kann das schlechte Gewissen gegenüber Eltern und Erziehern sein, die häufig einen uneingestandenen und verschleierten sexuellen Anspruch auf das Kind erheben und es mit versteckter Eifersucht – bis ins Erwachsenenalter hinein – belasten.

Es können Schamgefühle sein, die den Schuldgefühlen verwandt und gleichen Ursprungs sind. Sie zeigen immer an, daß der Moralanspruch einer sexualverneinenden Umwelt zu stark war oder wir selbst diese fordernde und verurteilende Rolle übernehmen und in einen Konflikt mit unserer Natur geraten.

Es kann die Angst davor sein, nicht den Erwartungen des Partners zu entsprechen, die wir, nebenbei gesagt, meist gar nicht kennen und mit Klischeevorstellungen anfüllen. Denn wir glauben, von ihrer Erfüllung hinge unser Image und die menschliche Zuwendung ab. Es kann die Angst vor unerwünschter Schwangerschaft oder gesellschaftlicher Diskriminierung sein, oder Wunschvorstellungen und Phantasien, die sich auf einen eingebildeten Partner oder eine erdachte Situation beziehen und das sich momentan Ereignende verfälschen, vertuschen oder „schönen".

Angesichts dieser, längst nicht vollständig aufgeführten Möglichkeiten der Gefühlsverfälschung ist die weite Verbreitung von Sexualstörungen nicht verwunderlich, und man fragt sich unwillkürlich, wie da ein Mensch noch eines reinen Gefühls fähig sein soll. Aber der Wunsch nach Wahrheit und persönlicher Weiterentwicklung, der die treibende Kraft jeder Selbsterkenntnis ist, kann uns auf die Dauer befreien und unsere Sexualität auf eine andere Ebene heben.

Es heißt, wer nicht wird wie die Kinder, kann nicht ins Himmelreich eingehen. Das bedeutet natürlich nicht, daß wir kindlich oder kindisch werden sollen, sondern daß wir im Laufe unseres Lebens durch Selbstehrlichkeit, Bewußtwerdung und Selbstentfaltung zurückfinden sollen zur Fähigkeit, ein Gefühl unmittelbar und unverfälscht zu leben und zu erleben, – so wie wir es am Anfang unseres Lebens einen Moment lang konnten.

Wir sollen und können unterscheiden lernen zwischen dem Ewigen jener höheren Welt, der die Gefühle entstammen, und dem Vergänglichen der menschlichen, zwischen dem Echten und dem Künstlichen. Wir können in der vertrauensvollen Hingabe an ein Gefühl erleben, wie sich die Dimensionen unserer Bewußtheit erweitern und sich die Grenzen unserer, durch menschliche Vorstellungen beschränkten Welt ändern. Wir können eine Ahnung davon bekommen, was Wahrheit in Wirklichkeit ist, dadurch daß wir uns bemühen, sie auch in unserem Gefühl zu finden. Und indem wir uns selbst Ehrlichkeit entgegenbringen, können wir es auch unseren Mitmenschen gegenüber.

Gerade in der Sexualität liegen hierfür größte Möglichkeiten. Unser menschliches Leben ist an den Mitmenschen geknüpft und im sexuellen Kontakt können wir die intensivste Verbindung zu ihm herstellen. Im sexuellen Höhepunkt erleben wir das Grenzenlose, die Verschmelzung mit dem Unbeschreiblichen und gleichzeitig die engste Berührung eines Menschen.

Wir erleben hier auch unsere schwersten Verletzungen, die wir wegen ihrer Schmerzhaftigkeit von frühester Kindheit an tief ins Unterbewußte zu verdrängen pflegen. Wenn wir sie jedoch in uns herumtragen, uns nicht um ihre Aufklärung und Überwindung bemühen, bleibt ein destruktives Element in unserem ganzen Leben.

Es geht darum zu erkennen, wie weit wir in der Lage

sind, uns einem Gefühl frei, spontan und ganz hinzugeben, – und damit auch unserem Leben. Denn auch dieses ist eine „Mitteilung von drüben", und nur über das Gefühl können wir sie verstehen und in die Welt tragen. Es geht darum, wieder fühlen zu lernen.

# Die Frage nach der Heilung

Sie haben mich gefragt, ob und bis wann Sie von Ihrer Krankheit geheilt werden können.

Diese Frage richtet jeder Patient, ausgesprochen oder nicht, zu Beginn der Behandlung an den Arzt. Ihre Krankheit macht Ihnen Schwierigkeiten und Sie wollen sie möglichst schnell wieder los werden. Sie stört Ihre Pläne und beansprucht Ihre Aufmerksamkeit, so daß Sie Ihr „eigentliches" Leben nicht leben können. Sie haben das Gefühl, als würden Sie um es betrogen, als ginge es an Ihnen vorbei. Sie empfinden Ihre Krankheit deshalb als Störenfried und wollen geheilt werden.

Was aber ist eigentlich Heilung? – Für Sie würde es jetzt das Verschwinden der „Unannehmlichkeit Krankheit" bedeuten.

Ich muß Ihnen eine Gegenfrage stellen: Warum wollen Sie denn geheilt werden?

Sie sagen: Weil ich Schmerzen habe, weil ich häßlich aussehe, weil ich mich nicht wohlfühle und mein normales Leben nicht führen kann.

Da Sie Ihr momentanes Leben wahrscheinlich für richtig halten, erscheint Ihnen die Krankheit sinnlos, denn sie hindert Sie daran. Ihre Frage nach den Heilungsaussichten läßt sich in dem Sinne, wie sie gestellt wurde, nicht beantworten. Vielleicht verschwindet die Krankheit, vielleicht auch nicht. Aber das ist in diesem Augenblick unwichtig für Sie. Denn es kostet Ihre Kraft und behindert Sie in Ihrem wirklichen Leben, wenn Sie es mit Zukunftswünschen betrachten. Sie haben nun einmal Ihr Problem, und solange Sie diese Tatsache nicht voll und ganz akzeptieren und sich mit ihm auseinandersetzen, haben Sie keine Möglichkeit, es zu bewältigen.

In jedem Augenblick stellen wir das vorläufige Endergebnis unseres Lebens dar: wenn Sie jetzt, in diesem Moment, sterben würden, wäre das, was Sie jetzt sind, das Ergebnis Ihrer gesamten Biographie, Ihrer Taten, Gefühle, Gedanken und Erkenntnisse. Momentan gehört auch Ihre Krankheit dazu. Sie ist nicht zufällig gekommen, sondern die notwendige Folge bestimmter Umstände und Entwicklungen, die Sie vorher noch durchaus als Ausdruck Ihres Lebens betrachtet haben. Jetzt, wo Sie leiden, sind sie Ihnen nur etwas bewußter geworden und haben eine deutlichere Form angenommen. Jetzt können Sie sie nicht mehr übersehen. Jetzt sind Sie gezwungen, sich damit auseinanderzusetzen.

Ihre Frage ist nicht beantwortbar, weil sie eine Forderung an die Zukunft darstellt. Sie drücken damit aus, daß Sie vom Arzt die Herstellung eines zukünftigen Zustandes erwarten, von dem Sie momentan annehmen, er werde Ihnen angenehm sein. Sie sind bereit, dafür Geld zu bezahlen oder sich im voraus zu bedanken. Das Ergebnis Ihrer Biographie soll gefälscht werden, damit es so weitergehen kann wie bisher.

Wir werden nur an uns selbst krank, an unserer Unfähigkeit, unser Leben zu verstehen und es so zu leben, wie es ist. Es sind nicht die äußeren Umstände oder andere Menschen, das Problem liegt in uns selbst. Doch wir pflegen stets, alle Verantwortung von uns zu weisen, wenn etwas eingetreten ist, was uns stört oder schmerzt. Immer ist irgendjemand oder irgendetwas „schuld": die Umwelt, die Mikroben, Bazillen und Viren, die Gifte, andere Menschen oder der Zufall. Wir sind uns und unserem Leben so weit entfremdet, daß wir gar nicht verstehen, was mit uns geschieht.

Das Leben führt uns durch unser inneres Gesetz in bestimmte Situationen, und „krank" sind wir immer dann, wenn wir uns auf den Standpunkt stellen, daß wir nichts damit zu tun haben, daß sie eigentlich anders sein müßten. Dann wollen wir ihnen möglichst schnell entrinnen, und falls uns das gelingt, nennen wir es Heilung.

Ich habe oft beobachtet, daß diejenigen Menschen am meisten unter ihrer Krankheit zu leiden hatten, die sich innerlich gegen sie sperrten, die sie als sinnlos betrachteten und obendrein daraus noch Zukunftsängste entwickelten, wenn sie glaubten, es sei Krebs oder sie werde ewig dauern.

Wer aber seine Aufmerksamkeit auf eine ausgedachte Zukunft richtet, kann die Gegenwart, *unter der er und in der er ja leidet,* nicht erkennen, kann in ihr keinen Sinn und aus ihr keinen Weg finden. Natürlich ist es richtig, sich um die Überwindung eines Problems oder einer Krankheit zu bemühen, doch das bedeutet nicht schnellstmögliche Verdrängung.

Wir alle wissen, daß ein Schmerz sich steigert, wenn wir in schlechter seelischer Verfassung, in einem Zustand negativer und depressiver Gefühle sind. Die Angst vor der Zukunft, davor „wie es weitergehen soll", beschwört alle Leiden, von denen wir jemals gehört haben, herauf. Wir leiden sozusagen auch diese schon jetzt mit.

Diese Angst davor, was alles sein könnte, und die Erfahrung, daß der momentane Schmerz besser zu ertragen ist, wenn die Prognose günstig ist, läßt Sie die Frage nach den Heilungsaussichten stellen. Wird sie bejaht, dann können Sie die Gegenwart mit einer positiven Illusion, *der Hoffnung,* überspielen.

Hoffnung aber läßt uns wie Traumtänzer über die ungelösten Schwierigkeiten unseres Lebens schweben und sie bedeutet stets die Abkehr von *der* Wirklichkeit, die uns aus einer höheren Ordnung beschieden wurde, damit wir wachsen können. Falls sie sich als falsch erweist, wird der Schmerz umso größer. Und selbst, wenn sie sich „bewahrheitet", wird sie nicht die Wahrheit sein, weil wir uns die Zukunft nie wirklich vorstellen, also auch nie „exakt" hoffen können. Unsere Existenz wird durch sie aber wie von einem seitlich verschobenen Spiegelbild überlagert und verfremdet.

Als menschliche Wesen sind wir in die Gegenwart gestellt, in ihr müssen wir leben und fühlen, und nur über sie bekommen wir einen Zugang zum Verständnis unseres Lebens. Die Frage nach den Heilungsaussichten, d. h. nach der Zukunft, bedeutet die Abkehr von der Gegenwart, in der die Krankheit liegt. Unbeantwortbar, wie sie ist, vertieft sie die krankmachende Kluft zwischen Wunsch und Realität, und das eigentliche Problem wird nicht gelöst, sondern mitgeschleppt.

Sie zeigt, daß wir unser Leben nicht verstehen. Sie bedeutet die Kritik an jener höheren Macht, die wir auch Gott nennen, und die sich in unserem wirklichen Leben, also auch der Krankheit, ausdrückt. Gegen sie ist jeder Kampf von vornherein verloren und bereitet die allergrößten Schmerzen, denn etwas, was ist, läßt sich nicht ungeschehen machen. Nichts ist stärker als die Wirklichkeit. Sie ist das einzig Verläßliche in der Welt unserer Wahrnehmungen. Immer wenn wir sie nicht akzeptieren *wollen,* entwickeln wir Zukunftsträume und -wünsche.

Doch die Zukunft der Krankheit ergibt sich aus ihrer Gegenwart und offenbart sich uns nur in ihr.

Gesundheit ist ein relativer Begriff. Sie untersteht keiner Norm, sondern hat bei jedem Menschen ein anderes Gesicht. Kein Mensch könnte gesünder sein, als er tatsächlich ist, denn er stellt ja in jedem Augenblick das Endergebnis seiner Biographie dar, an dem nichts mehr zu ändern ist.

Es ist vielleicht ein interessantes Denkspiel, sich auszudenken, wie alles anders oder besser sein könnte, aber es hat mit der Realität, *in der wir leiden,* nichts zu tun. Es ist ungeeignet, den Sinn des Lebens oder einer Krankheit zu finden. Wenn wir uns als krank empfinden, dann bedeutet das immer unsere Unfähigkeit, den momentanen Zustand zu verstehen. Es bedeutet, daß wir an ihn den Maßstab unseres wirklichkeitsfremden Wollens und unserer Vorstellungen anlegen. Wir sind krank, weil sich unser Denken und Verstehen vom Fühlen getrennt hat und weil wir das, was wir fühlen, keinem Sinn unterordnen können. Denn wenn wir ihn finden, können wir die größten Schmerzen und „Krankheiten" ungebrochen und nichtleidend auf uns nehmen.

Wir werden sogar unser Leben ohne Klagen hingeben, wenn wir einen höheren Sinn darin finden können. Zum Beispiel könnte eine Mutter freiwillig ein Leiden auf sich nehmen oder ein Organ opfern, wenn sie damit ihr Kind retten könnte. Objektiv wäre sie krank, denn ihr fehlte ein Teil ihres Körpers, subjektiv aber wäre sie es nicht. Im Gegenteil, sie würde es wahrscheinlich werden, wenn sie nicht ihrer inneren Stimme folgen dürfte. *Der Sinn, den wir in etwas finden, entscheidet über krank oder gesund.*

Die Schmerzen, unter denen wir leiden, zeigen, daß wir uns innerlich gegen sie sträuben, weil wir keinen Sinn darin finden können. Statt aber auf die Suche danach zu gehen und damit *unsere* Krankheit zu verlieren, verlangen wir von Arzt und Schicksal, daß sie unsere Realität ungeschehen machen. Wir verwechseln es mit Heilung, wenn der unangenehme Zustand verschwindet und sind meist nicht bereit, die Chance zu einer Erweiterung unseres Verständnisses wahrzunehmen.

Jeder Mensch ist so gesund, wie er überhaupt zum fraglichen Zeitpunkt sein kann. Sollte es anders sein, müßte sich alles, die ganze Person mit allen Begleitumständen ändern. Er wäre dann eben ein anderer Mensch mit einem anderen Gesundheitszustand.

Heilung kann auf allen Ebenen stattfinden. Wenn Medikamente nicht wirken, kann das bedeuten, daß der Mensch einen geistigen Wachstumsschritt benötigt, um in eine andere Lage zu kommen. Sie bedeutet nicht *primär* das Verschwinden eines unangenehmen Zustandes, sondern insgesamt einen Schritt nach vorn in Richtung Selbstentfaltung und Bewußtwerdung. Sie ist ein ständiger Entwicklungsprozeß, nicht ein festes Ziel, und sie erstreckt sich über unser ganzes Leben.

Sie findet in jedem Augenblick statt, in dem eine lebendige Reaktion in Ihrem Körper abläuft, in dem Ihr Fühlen und Ihr Denken sich erweitern und klarer werden, in dem Sie versuchen, Ihrem Leben positiv entgegenzutreten. Sie hat bereits eingesetzt, Sie können sie erkennen, wenn Sie statt Illusionen und Wunschträumen nachzujammern, Augen und Herz Ihrem tatsächlichen Leben öffnen.

# Kranke Kinder

Ihr Sohn ist krank. Er hat ein schweres Darmleiden, das der bisherigen Therapie getrotzt hat und dessen Ursachen und Hintergründe unklar sind. Sie machen sich jetzt große Sorgen um ihn. Als Sie ihn brachten, kam er mit eingezogenem Genick, hochgezogenen Schultern und krummem Rücken daher, sprach mit leiser Stimme und traute sich kaum, mir in die Augen zu sehen.

*Wenn ein Kind krank ist, muß man auch seine Eltern behandeln.* Denn es ist in seiner Gefühlsoffenheit schutzlos den Einflüssen der übermächtigen Umwelt ausgeliefert. Sie wissen, wie sehr selbst Sie als erwachsener Mensch noch heute in Gefühlsabhängigkeit zu Ihren Eltern stehen und wie diese, wenn sie es wollen, Sie mit einem Blick oder einem Wort bestrafen oder „fertigmachen" können.

Über die Nabelschnur des Gefühls, die Sie mit Ihrem Kind verbindet, können Sie „seelische Gifte" auf es übertragen und es mit Ihren eigenen Gefühlsproblemen belasten. Ihr Kind reagiert wie ein Resonanzkörper auf Ihre Stimmungen. Auch wenn Sie es nicht wollen, werden Sie unbewußt und unwillkürlich Ihre inneren Schwierigkeiten Ihrem Kind mitteilen und über es abreagieren. Wenn Sie Probleme haben, werden Sie ihm gegenüber unfreundlich oder ungerecht sein, Sie werden Ihre Traurigkeit mit ihm

„teilen" und Ihre Ängste und Komplexe an es weitergeben.

In der Reaktion oder der Krankheit Ihres Kindes können Sie auch sich selbst erkennen, – wenn Sie wollen. Wie ein feines Meßinstrument zeigt es Ihnen an, in welchem Zustand *Sie* sich befinden. Wenn Sie selbst aggressiv, unzufrieden oder nervös sind, wird sich Ihr Kind diesem Einfluß nicht entziehen können. Dann sollten Sie, anstatt es z. B. mit Beruhigungsmitteln zu dämpfen, ihm wenigstens die Möglichkeit lassen, die von außen auf es einströmenden und es beunruhigenden Impulse abzureagieren, damit sie sich nicht in ihm stauen und größeren Schaden anrichten.

Momentan fällt Ihnen nur die akute Darmerkrankung Ihres Sohnes auf, die neben einer möglichen Infektion aber auch eine seelische Komponente haben muß. Die natürlich erforderliche Behandlung mit Medikamenten genügt nicht. Der Darm mit seinen Schleimhäuten ist ein riesiges Reaktionsfeld, das nicht nur von jedem in den Körper hineingelangenden Schadstoff belastet wird, sondern psychischen Einflüssen besonders ausgeliefert ist.

Er hat die Aufgabe, schädliche Stoffe auszuscheiden. Das leuchtet ein, wenn man nur an verdorbene Nahrung oder Krankheitserreger denkt. Er kann aber auch seelische Belastungen „ausscheiden". So kennen wir ja alle den Durchfall, der durch Angst oder Nervosität hervorgerufen wird und in Wirklichkeit eine Entlastungsreaktion darstellt. Andererseits gibt es Situationen, in denen eine seelische Verkrampfung auch den Darm erfaßt, und entweder zu Koliken führt oder die Darmentleerung blokkiert.

Ein großer Teil der heute so weit verbreiteten Verstopfungen ist hierauf zurückzuführen, denn von klein auf lernen wir, die spontane Darmentleerung zu kontrollieren und zu hemmen. Wenn die Hemm-Impulse zu stark in die unbewußten Reflexfunktionen des Körpers eingehen, dann kommt es vor, daß ein Mensch nur noch selten zu einer spontanen Darmentleerung fähig ist.

Grundsätzlich ist die äußere Haltung eines Menschen der Ausdruck seiner inneren Haltung. Unser Körper und seine Funktionen stehen unter dem Einfluß unserer Gefühle und Gedanken und werden von ihnen geprägt. Am äußerlichen Erscheinungsbild eines Menschen können wir erkennen, wie es um sein Inneres bestellt ist.

Die Darmkrankheit Ihres Sohnes zeigt neben einer möglicherweise vorhandenen Infektionsbelastung an, daß er eine Möglichkeit braucht, um innere Probleme abzureagieren. Meist sind das seelische Konflikte, Aggressionen und Frustrationen. Man muß annehmen, daß in seiner Umgebung, d. h. vor allem in seiner Familie, eine Gefühlssituation herrscht, die er bewußt nicht klären oder beherrschen kann und die deshalb unbewußt über den Darm abgeleitet wird. Ein fröhlicher oder innerlich ausgeglichener Mensch wird, wie Sie wissen, kaum krank. Die Krankheit Ihres Sohnes sollte für Sie ein Anlaß sein, auch bei sich selbst nach Störungen zu suchen.

Häufig ist die übergroße Sorge der Mutter ein solcher krankmachender Faktor. Es ist zwar richtig, alles zu tun, damit ein Kind sich richtig entwickeln kann. Es ist aber sinnlos, sich Sorgen wegen ausgedachter oder unabänderlicher Situationen zu machen und womöglich damit ein Kind noch zu tyrannisieren. Stets ist das ein Zeichen einer inneren Unfähigkeit und keineswegs der Ausdruck besonders großer Liebe oder Verantwortlichkeit. Wenn Sie sich gut beobachten, werden Sie feststellen, daß die Angst, die Sie haben und die sich in Form der Sorge abreagiert, meistens nicht berechtigt ist und von Ihren Kindern auch abgelehnt wird. Sie zeigt, daß Sie mit Ihrem eigenen Leben nicht zurechtkommen, daß Ihre Persönlichkeitsstruktur von Ängsten durchzogen und sozusagen verdorben ist, und daß Sie eigentlich, statt sie über andere Menschen abzulassen, beginnen sollten, sie als Ihr eigenes Problem zu betrachten. Wenn Sie sie überwinden könnten, würde das nicht nur Ihnen, sondern Ihrer ganzen Umgebung zugute kommen.

Die Sorge der Mutter kann aber auch der Ausdruck eines starken Machtbedürfnisses sein. Es gibt Mütter, die ihre Kinder als ihr Eigentum betrachten, sozusagen als ihr Territorium, das kein anderer betreten darf, und die sie eifersüchtig gegen jeden fremden Einfluß verteidigen. Sie schützen sie zwar und setzen sich für sie ein, aber gleichzeitig umklammern sie sie und behindern ihre Selbstentfaltung. Oft lasten sie wie ein schwerer Stein auf ihrem Leben und hindern sie daran, selbstständig zu werden. Die Tatsache, daß sie dann ständig die Hilfe und den Schutz ihrer Eltern brauchen, ist diesen zwar oft lästig, erzeugt aber doch eine gewisse Befriedigung und erhöht ihr Selbstwertgefühl. Das Motiv solcher Eltern ist nicht das Wohl ihrer Kinder, sondern die Befriedigung ihrer eigenen Machtwünsche.

Ein großes Problem zwischen Mutter und Sohn, Vater und Tochter kann auch die Sexualität sein. Denn für das Kind ist der entsprechende Elternteil gleichzeitig der erste Geschlechtspartner in seinem Leben. Natürlich äußert sich diese Sexualität in äußerst subtiler und vielfach variierter Form. Aus ihr entsteht die Eifersucht des Vaters auf die Tochter und der Mutter auf den Sohn, die dazu führt, daß das Kind mit Schuldgefühlen und Hemmungen belastet wird, wenn es in der Pubertät damit beginnt, den

Kontakt zum anderen Geschlecht zu suchen. Es ist allgemein bekannt, wie solche Eltern immer meinen, ihr Kind sei noch „zu jung" und wie sie stets an den Freunden oder Freundinnen ihrer Kinder etwas auszusetzen haben. Das Kind spürt die gefühlsmäßige Mißbilligung der Eltern und ist je nach seiner Persönlichkeitsstruktur entweder gezwungen, seine sexuellen Impulse zu unterdrücken und im Bannkreis der Familie zu bleiben, oder in übertriebener Opposition einen Partner zu suchen, mit dessen Hilfe es sich aus dem elterlichen Machtbereich befreien kann. Auch in dieser Hinsicht sollten sich Eltern untersuchen, wenn ihr Kind in der Pubertät erkrankt.

Zwar wird auch diese Haltung mit der berechtigten Liebe und Sorge zum Kind beschönigt, doch uneingestanden steckt häufig die Eifersucht und die Unfähigkeit dahinter, einen liebgewordenen Menschen seinen eigenen Weg gehen zu lassen.

Die Haltung Ihres Sohnes, die Ängstlichkeit und Unterwürfigkeit signalisiert, ist nicht von ungefähr gekommen. Er mag vielleicht von Natur aus ein sensibler, friedliebender Mensch sein, aber er hat die Belastungen, denen er ausgesetzt war, nur dadurch verarbeiten können, daß er permanent das Genick einzieht und einen Buckel macht. Er ist nicht in der Lage, aufrecht und mit erhobenem Kopf auf einen Menschen zuzugehen, er kann nicht laut sprechen und nicht frei atmen. Sein Körper ist in seiner Entfaltung behindert.

Zwar werden ihn alle Menschen als freundlich und ungefährlich empfinden und ihm ein entsprechendes Wohlwollen entgegenbringen, aber sie werden sich ihm überlegen fühlen und ihn nicht ernst nehmen. Er wird in seinem späteren Leben nicht fähig sein, anderen Menschen gegenüber eine gleichberechtigte Position einzunehmen, sondern in einer abhängigen Stellung untergeordnete Tätigkeiten ausüben müssen.

Gleichzeitig wird ihn jedoch der Drang nach Selbstverwirklichung in Konflikte mit sich selbst und seinem Leben bringen. Er wird unzufrieden, frustriert oder ängstlich sein und immer das Gefühl haben, nicht aus dem Vollen zu leben.

Sein krummer Rücken wird ihm nicht erlauben, tief und frei durchzuatmen, so daß weder seine Lunge leistungsfähig wird, noch das Blut genügend Sauerstoff aufnehmen kann. Er wird für Krankheiten, besonders im Bereich der Atemwege, anfällig sein, denn nur ein Organ, das richtig benützt wird, kann gesund und stark werden. Eine Lunge, die durch einen zusammengefallenen Brustkorb eingeengt wird, kann sich nicht entfalten, und ein Körper, der durch Verkrampfungen blockiert ist, kann keine freie Beweglichkeit entwickeln. Früher oder später wird auch die Wirbelsäule darunter zu leiden haben.

Eine solche Körperhaltung ist in vielen Jahren gewachsen, sie ist parallel mit der inneren Haltung entstanden, in der jahrelangen Auseinandersetzung mit einer bedrückenden oder beengenden Umwelt. In der Körperhaltung Ihres Sohnes können Sie seine seelische und geistige Haltung erkennen und gleichzeitig sich fragen, inwieweit Sie daran Anteil hatten oder haben. Dabei können Sie evtl. auch wieder eigene Fehler entdecken, – wie z. B. die Gewohnheit, andere Menschen zu unterdrücken oder eigene Ängste auf sie zu übertragen, und vielleicht würde, wenn Sie sich ändern, Ihr Sohn so entlastet, daß er wieder den Mut bekäme, sich aufzurichten.

Selbstverständlich sind Sie nicht der einzig wichtige Einfluß im Leben Ihres Kindes, aber wenn Sie versuchen, selbst so ehrlich, natürlich und harmonisch wie möglich zu werden, dann werden Sie das Ihre getan haben.

Vielleicht könnten Sie einmal überlegen, inwieweit Sie die Augen vor Ihren eigenen Ängsten und Unfähigkeiten verschließen und sie an Ihr Kind weitergeben. An sich selbst können Sie sie oft nicht mehr erkennen, weil die Gewohnheit Ihres Lebens Sie blind und unempfindlich dafür gemacht hat, aber in Ihrem Kinde haben Sie ja Ihr Spiegelbild.

Die Eltern erziehen ihre Kinder zu Mitgliedern der Gesellschaft, von ihren Kindern aber können sie sich zu Menschen erziehen lassen. Die Eltern haben gelernt, sich im äußeren Leben zurechtzufinden und durchzusetzen, aber meist haben sie dabei etwas Entscheidendes verlernt.

Das Kind steht der Unschuld des unmittelbaren Gefühls und der Wahrheit menschlicher Werte noch näher als der vom Leben verhärtete Erwachsene. Es ist zwar schutzbedürftig, aber gleichzeitig der Träger höherer und feinerer Qualitäten. Es ist ein Geschenk des Himmels und fast immer, wenn ein Kind bestraft oder „erzogen" wird, bedeutet das die Verbannung des Feinen und Göttlichen aus unserer Welt, weil der Erzieher nicht bereit war, sich selbst in Frage zu stellen und einen Blick in den Spiegel seiner Selbstehrlichkeit zu tun.

Das Kind aber wird mit Hilfe von schlechtem Gewissen und Schuldgefühlen bewegungsunfähig gemacht, es wird psychisch verstümmelt und entsprechend den Anforderungen der sich stets wandelnden Gesellschaftsmoral zurechtgestutzt. Da sich Eltern meist für vorbildlich halten, versuchen sie ihre Kinder zu ihren Ebenbildern zu erziehen. Aber manchmal wäre es besser, wenn sie an ihre eigene Kindheit zurückdächten und sich fragten, ob sie ihre Kinder auf den gleichen Weg zwingen wollen.

Bei Ihrer Selbsterforschung werden Sie manches finden, was Sie „falsch" gemacht haben, oder besser gesagt: was Sie heute anders machen würden. Wenn das nun dazu führen würde, daß Sie Ihr Verhalten aus Schuldgefühlen ändern und sich darum bemühen, das Klischee der guten, immer milden und verständnisvollen Mutter zu erfüllen, hätten Sie Ihrem Kinde auch nichts Gutes getan. Denn wie unbewußt ein Kind auch immer sein mag, sein Gefühl sagt ihm doch stets, ob etwas wahr ist. Eine Haltung, die aus einem schlechten Gewissen motiviert ist und sich an einer fremden Moral orientiert, entspricht ebenfalls nicht der Wahrheit des Lebens, um die es dem Kinde geht.

Wenn Erwachsene ihm in einer Weise entgegentreten, die nicht ihrer inneren Verfassung entspricht, so empfindet es diese Lüge sehr genau. Es kommt in einen Konflikt, weil es einerseits von den Erwachsenen eine bestimmte Rolle, eine Pseudo-Wirklichkeit, vorgespielt bekommt und andererseits doch merkt, daß sie unecht ist. Es entdeckt zunehmend, daß die, die seine Vorbilder sind und von denen es abhängt, infantil, unsicher und unehrlich sind, daß sie diesen ihren wahren Zustand aber überspielen und vertuschen und von ihm verlangen, daß es dieses ihr Theater als Wirklichkeit akzeptiert.

Wie soll ein Kind sich im Leben und in der Welt zurechtfinden, wie soll es seine Wahrhaftigkeit behalten, wenn seine Eltern von ihm verlangen, daß es ihre Verlogenheit als Wahrheit und ihre Unfähigkeit als Vorbildlichkeit akzeptiert? Wie soll es sich die Reinheit seiner Gefühle erhalten, wenn es dafür, daß es sie ehrlich, spontan und unmittelbar ausdrückt, von Eltern und Erziehern, die dies nicht ertragen können, bestraft wird? Seine psychische Struktur wird verkrüppelt, wenn es nach außen andere Gefühle zeigen muß, als es innerlich in sich trägt.

Eine Mutter, die ihrem Kind Fröhlichkeit vorspielt, obwohl sie deprimiert ist, die sanft und freundlich (oder sogar höflich!) zu ihm redet, während sie innerlich vor Wut bebt, und die ihrem Kinde ihren Konflikt zwischen der eigenen Natur und der abverlangten Moral vorenthält und ihm eine scheinheilige Rolle vorspielt, richtet größeren Schaden an, als wenn sie sich ihm in ihrer menschlichen Unzulänglichkeit und Schwachheit zu erkennen gibt. Denn darauf kann es sich einstellen und lernen, dieses tatsächliche Leben zu meistern.

Wenn Eltern wirklich das Wohl ihres Kindes im Auge haben, werden sie sich bemühen, ihm die Schmerzen zu ersparen, die aus der Unterdrückung ehrlicher Gefühle und der Heuchelei entstehen. Und sie werden ihrem Kind die Möglichkeit geben, aus seinem noch weitgehend unverdorbenen Gefühl zu reagieren und sich zu entwickeln. Sie werden es vor Übergriffen fremder Erzieher schützen, die ihre Macht- und Unterdrückungsimpulse, ihr Rachebedürfnis und ihren Sadismus, ihr Geltungsbedürfnis und ihre Unehrlichkeit auf Kosten der Kinder ausleben.

Auch wenn Sie feststellen würden, daß Sie Ihrem Kinde manches vorenthalten oder aus Unwissen angetan haben, dürften Sie sich deswegen jetzt keine Schuldgefühle oder Selbstvorwürfe leisten. Denn das würde bedeuten, daß Sie aus dem einen Falschen in das andere fallen würden. Wir sind von einer unbegreiflichen und übergeordneten Macht in dieses unser Leben gestellt worden, unser Schicksal vollzieht sich aus seiner Eigengesetzlichkeit, und jeder Mensch handelt stets so gut, wie er kann. Wenn Sie sich auch allerlei anderes oder besseres *ausdenken* können, so werden Sie dennoch immer feststellen müssen, daß es für Sie *tatsächlich* nie eine andere Wahl gab, als die von Ihnen getroffene. Sie können in sich Kräfte fühlen, die Sie in Ihrem Handeln bestimmen und Ihre Vorstellungen als reine Theorie entlarven.

Wenn Sie früher viele Dinge nicht so klar erkannten, wie Sie das heute zu können glauben, so konnten Sie damals auch nicht anders handeln. Ihr jetziges Bewußtsein und Ihre heutigen Erkenntnisse können Sie genauso wenig auf die Vergangenheit übertragen, wie Sie sich heute Ihre Handlungen von morgen ausmalen können. Nur in der Gegenwart erkennen wir etwas. Denn unsere Gefühle, die zusammen mit dem Verstand zur Bewußtheit führen, erfassen nur das Gegenwärtige.

Sie wissen, daß Sie in der Zukunft viele Dinge anders machen werden als heute, und doch handeln Sie heute mit dem gleichen Recht, wie Sie das in der Vergangenheit getan haben. Sie könnten sich theoretisch auch heute schon Vorwürfe machen für das, was Sie jetzt tun, weil es zu einem späteren Zeitpunkt vielleicht nicht mehr Ihren Vorstellungen von richtig und falsch entsprechen wird. Doch Sie wissen selbst, daß dies eine Absurdität ist.

So wie Sie heute Ihr Leben gestalten und wie Sie sich heute vielleicht um Selbsterkenntnis und inneres Wachstum bemühen, so haben Sie sich auch früher, in einer anderen Bewußtseinslage um das Richtige bemüht. Wenn damals Ihre Vorstellungen, wie man ein Kind behandeln sollte, anders waren, oder wenn Sie damals überhaupt keine Klarheit darüber hatten, so ist doch auch der damalige Zustand aus einem noch früheren entstanden. Er hat sich aus Ihrem Lebenslauf ergeben, auf den Sie keinen Einfluß hatten und auch später nicht haben werden.

Vielleicht kommt Ihnen Ihre heutige Situation wie ein Erwachen vor, vielleicht können Sie nicht verstehen, wieso Sie in der Vergangenheit anders waren, fühlten und handelten. Doch werden Sie aus Ihrem jetzigen Erwachen nur dann einen Nutzen ziehen können, wenn Ihre Aufmerksamkeit auf Ihr heutiges Leben gerichtet ist.

Sie sind gewachsen und haben Fortschritte gemacht; Sie haben Erkenntnisse gesammelt, und Ihr Kind hat Sie dabei begleitet. Es hat als Ihr Resonanzkörper zwar vieles mit Ihnen geteilt und gelitten, aber auch Ihr Kind wurde vom unbegreiflichen Schicksal in den Einfluß Ihrer damaligen Schwächen und Fehler gegeben.

Es heißt, wer seine Sünden bereut, dem wird vergeben. Dieses Bereuen bedeutet aber die Bereitschaft zu *wirklichem Erkennen* eines Fehlers, das zwingend und unausweichlich zu einer anderen Handlungsweise führt. Wenn wir bereuen, so erkennen wir; wenn wir erkennen, werden wir bewußt, und aus unserer Bewußtheit werden wir anders handeln. Dieses andere Handeln schafft eine andere Gegenwart und löscht die Vergangenheit aus. Es bedeutet zugleich die „Vergebung der Sünden".

Wir können uns lediglich nach besten Kräften um das Erkennen unserer selbst und unserer Fehler bemühen, aus dem sich alles Weitere ergibt. Dieses wenige, dieses „nur"-Erkennen erfordert jedoch unsere ganze Kraft. Aus ihm ergibt sich unsere Entwicklung; aus ihm beziehen wir das Wissen und das Gefühl, daß unser Leben einen Sinn hat, daß wir vorwärtsschreiten, statt verbraucht und zerstört zu werden.

In ihren Kindern können sich die Eltern erkennen, an ihnen und mit ihnen können sie wachsen und Menschen werden, ebenso wie die Kinder sich mit zunehmender Bewußtwerdung eines Tages in ihren Eltern wiederfinden.

Geheuchelte Moral ist der Feind der Wahrheit, denn sie wird von Menschen gemacht. Die Wahrheit, die Wirklichkeit des Lebens, entspringt aus kosmischen oder göttlichen Gesetzen, die wir nicht verstehen und an denen wir nichts ändern können. Es ist richtig, wenn das Kind lernt, in der Gemeinschaft der Menschen zu leben,– es ist aber nicht richtig, wenn dies im Geiste der Unterdrückung, der Heuchelei oder der Unterwürfigkeit geschieht.

Je „schlechter" die Mitglieder einer Gesellschaft sind, desto strenger muß die ihnen auferlegte Moral sein. Sie mag in vielen Fällen nötig sein, um wenigstens eine gewisse vordergründige Ordnung aufrechtzuerhalten, man sollte aber nie vergessen, daß es sich hierbei um unzulängliches Menschenwerk handelt. Die höhere Moral drückt sich im Leben selbst aus, so wie es ist und wie wir es nicht verstehen.

Wir finden sie in der unschuldigen Gefühlsnatur des kleinen Kindes, das arglos und unverdorben, spontan und unmittelbar ausdrückt, was es aus einer anderen Dimension mitgeteilt bekommt. Von ihm erfahren wir das Ewige, – von uns erfährt es das Vergängliche.

# Vorwürfe

Sie haben recht, wenn Sie feststellen, daß Ihre Eltern Sie nicht genügend geliebt haben, aber Sie haben nicht das Recht, sie dafür zu verurteilen. Denn sie hätten es getan, wenn sie gekonnt hätten. Sie können sie auch nicht dafür verantwortlich machen, daß Sie heute nicht glücklich sind.

Denn inzwischen sind Sie selbst „erwachsen" und müßten längst die Rolle des kleinen Kindes aufgegeben haben, das erwartet, daß ihm jemand die Arbeit abnimmt und seine Probleme löst. Zwar ist Ihr Verhältnis zu Ihren Eltern noch immer das gleiche, denn sie haben sich nicht geändert. Aber an Ihnen liegt es nun, Ihren Schritt in die Selbstverantwortung und ins Erwachsenen-Leben zu tun. Daß das keine leichte Aufgabe ist, soll nicht bestritten werden. Dennoch haben Sie keine andere Wahl, wenn sich Ihr Leben, mit dem Sie nicht zufrieden sind, wirklich ändern soll.

Ihr Vater konnte Ihnen nicht die Liebe geben, die Sie als weibliches Wesen brauchten. Er hat sich Ihnen, aus gefühlsmäßiger Unfähigkeit entzogen und Ihr unschuldiges Bedürfnis nach körperlichem Kontakt nicht befriedigt. Es ist von klein an eine große Sehnsucht danach in Ihnen geblieben. Die Frustration, die Sie durch die Ablehnung durch Ihren Vater, durch das Fehlen von Zärtlichkeit und männlicher Zuwendung erlebt haben, steckt tief in Ihnen und beeinträchtigt auch heute noch Ihr Verhältnis zu jedem Mann. Ihre Gefühle pendeln von der unterwürfig-schmeichelnden Bitte um Liebe bis zur haßvollen Ablehnung, weil Sie sie nicht bekommen. Noch heute suchen Sie in jedem Mann Ihren Vater.

Ihre Mutter war streng zu Ihnen und hat Sie anders behandelt als Ihren Bruder. Sie konnte Ihnen ebenfalls nicht die Liebe geben, die Sie als Freundin und Mutter von ihr erwarten durften. Die Ehe Ihrer Eltern ist nicht gut, und auch Ihre Mutter hat nicht das bekommen, was sie sich ersehnt hatte. Schon früh hat sich zwischen Ihnen beiden ein geheimes Konkurrenzverhältnis entwickelt, und Sie mußten früh lernen, sich gegen sie durchzusetzen. Sie haben sich beide um die Zuwendung Ihres Vaters bemüht.

Noch heute kritisiert und bevormundet Ihre Mutter Sie, und Sie wehren sich dagegen, indem Sie hart oder unfreundlich sind. Gleichzeitig aber tut es Ihnen leid. Nach außen sind Sie heute die Stärkere, doch innerlich kann Sie Ihre Mutter noch immer durch Schuldgefühle bestrafen und Sie zur Unterwerfung zwingen.

Ihre Eltern haben „versagt". Sie haben zwar für Sie gesorgt, Sie großgezogen und Ihnen das materiell Nötige gegeben. Aber dennoch fehlte Ihnen etwas Wichtiges, und es fehlt auch heute noch: das Gefühl.

Doch bevor Sie zur Beschuldigung ansetzen, lassen Sie sich fragen, wie es damit bei Ihnen steht. Können Sie es besser? Können Sie denn Ihrerseits wirklich das reine Gefühl geben, für dessen Fehlen Sie andere beschuldigen?

Ihr Vater hätte Sie als Frau behandeln müssen, auch wenn Sie noch ein kleines Kind waren, Ihnen körperliche Zuwendung und Zärtlichkeit geben und Ihnen seine Verbundenheit zeigen sollen. Er hätte irgendwie seiner Rolle als der erste Mann in Ihrem Leben gerecht werden müssen und Ihnen damit die Fähigkeit vermitteln, später zu einem anderen Mann ein inniges und körperlich unmittelbares Verhältnis zu entwickeln.

Ihre Mutter hätte Sie als Gleichberechtigte, als Freundin, behandeln sollen, da sie gleichen Geschlechts sind, und Sie als Persönlichkeit respektieren. Sie hätte Ihnen das Gefühl Ihrer menschlichen Würde aufbauen und Ihnen ermöglichen sollen, jeder Frau in Freiheit und Offenheit entgegenzutreten. Sie hätte Ihnen zugleich mehr von der Liebe zum kleinen hilflosen Kind geben sollen, das des Schutzes und der wohlwollenden Nachsicht bedarf.

Aber, wie gesagt, das *hätten* sie tun sollen. Jedoch ist es unser Schicksal gewesen, daß es unsere Eltern so gibt, wie sie sind – mit ihren Stärken und Schwächen. Wenn wir sie verurteilen, bedeutet das, *unseren* Maßstab an etwas Unbegreifliches, hinter dem dennoch ein Sinn steckt, anzulegen. Wohin das Leben die anderen geführt und wie es sie geformt hat, entzieht sich unserer Beurteilung, weil unser Verständnis für gut und böse, richtig und falsch sehr beschränkt und wandelbar ist und höchstens als Maßstab für uns selbst geeignet.

Dennoch ist es so, daß Sie Ihren Eltern viel vorzuwerfen haben, und daß sie auch heute noch eines Ihrer Hauptprobleme darstellen. Die alten Spannungen, innerlichen Vorwürfe, die Abhängigkeiten, Gefühlsbestrafungen und Machtkämpfe gehen weiter. Da ein Zusammensein mit ihnen doch immer irgendwie frustrierend, deprimierend und verärgernd ist, machen Sie nur Pflichtbesuche, um Ihr Gewissen zu besänftigen und sind froh, wenn alles vorüber ist. Sie erfinden Ausreden, um ihnen auszuweichen, sind fortgezogen und haben sogar geheiratet, um sich ihrem Einfluß zu entziehen. Die Schwierigkeiten sind die gleichen geblieben, – im Gegenteil, mit

Ihrem Mann haben Sie ähnliche Probleme wie mit Ihrem Vater.

Nur wenig hat sich gegenüber früher geändert. Doch wird es Ihnen zunehmend schwerer, Ihren Zustand zu ertragen. Nachdem Sie jetzt einen Teil der Zusammenhänge erkannt zu haben glauben und sich stärker fühlen, bekämpfen Sie Ihre Eltern und geben ihnen die Schuld an allem. Aber was nützt Ihnen das? Hat sich Ihr Leben dadurch verbessert, sind Sie freier und glücklicher geworden?

Sicher, wir müssen unseren Schmerz und unsere Wut, die Verzweiflung und die Trauer ausdrücken, um zu erfahren, wie es in unserem Inneren aussieht. Wir müssen jedes verdrängte Gefühl noch einmal *bewußt* durchleben. Aber damit ist es nicht getan. Es bringt zwar eine momentane Erleichterung, den inneren Druck abzulassen, und ist auf jeden Fall besser, als ihn sich anstauen und zerstörerisch werden zu lassen. Das Problem ist damit jedoch nicht gelöst, und nach kurzer Zeit ist der alte Druck wieder da. Wenn sich wirklich etwas in unserem Leben ändern soll, dann müssen wir bereit sein, *uns* zu ändern. Sie können das „Versagen" Ihrer Eltern feststellen, um zu erkennen, was Sie geformt hat und um sich selbst zu verstehen. Sie müssen sich zwar, im jetzigen Zustand Ihrer Schwäche, gegen Übergriffe wehren, aber Sie sollten sie nicht verurteilen.

Es wäre zumindest besser, wenn Sie sie genauso bedauerten wie sich selbst. Auch sie haben unter ihrer Umwelt gelitten und sind zu denen geworden, als die Sie sie kennen. Und genau wie Sie, leiden sie auch heute noch am meisten unter sich selbst. Auch sie haben es nicht geschafft, sich aus dem Gefängnis ihrer anerzogenen Vorstellungen und Ängste zu befreien.

Jeder Mensch bemüht sich darum, sein Bestes zu geben. Sein Leben und sein Erleben sind das Ergebnis seiner Bemühungen. Doch solange wir unter dem Einfluß negativer Gefühle stehen, können wir ihm nicht gerecht werden und nur einseitig urteilen. Es ist nicht unsere Aufgabe, zu bestrafen, denn jeder ist sich selbst Strafe genug.

Wenn es uns wirklich ernst damit ist, daß es uns „besser" gehen soll, dürfen wir nie vergessen, daß wir nichts ändern können, außer uns selbst. Solange wir die Schuld bei anderen suchen und sie – zu unserem eigenen Vorteil – zu verändern suchen, können wir keinen echten Fortschritt erzielen und treten auf der Stelle. Höchstens ist dann alles etwas bequemer geworden.

Jammernd durchs Leben zu gehen, irgendwen wegen der uns zugefügten Verletzungen zu beschuldigen und es dabei zu lassen, nützt uns nichts. Es ändert nichts an der Trostlosigkeit unseres inneren Lebens. Wenn wir in der Vergangenheit fischen und uns auf unsere erlittenen Schmerzen berufen, um unsere Fehler abzusichern, schneiden wir uns nur ins eigene Fleisch. Unser Leben findet heute statt, und heute leiden wir unter unserer Unfähigkeit, es positiv zu leben. Der Schmerz, der uns bewußt machen und ändern soll, verdirbt uns, wenn er unverarbeitet in uns liegt. Wenn nicht eine ständige Selbstreinigung stattfindet, wenn nicht ununterbrochen jede Erfahrung und jedes Gefühl seinem eigentlichen Zweck, nämlich der Bewußtwerdung und menschlichen Reifung, unterstellt wird, geht es uns mit der Zeit wie einem Uhrwerk, das eines Tages an innerer Verstaubung und Verschmutzung stehenbleibt.

Zwar muß, um der Wahrheit willen, festgestellt werden, was Ihnen in der Kindheit vorenthalten oder angetan wurde, aber jetzt, da Sie erwachsen sind oder es sein sollten, können Sie sich nur selbst die Schuld dafür geben (falls Sie überhaupt jemanden beschuldigen wollen), daß Sie noch immer in den Kinderschuhen stecken.

Vielleicht könnten Sie versuchen, Ihren Eltern ein wenig von dem Gefühl entgegenzubringen, das Sie von ihnen erwarten, und ihnen ihre Schwächen und Unzulänglichkeiten zugestehen. Das werden Sie allerdings nur können, wenn Sie bereit sind, die Verantwortung für sich zu übernehmen. Sonst lenken Sie nur von der Tatsache ab, daß auch Sie nicht in der Lage sind, sich aus den Folgen von Verletzungen, aus Schwäche und Unvermögen zu befreien. Doch wenn Ihnen dies eines Tages gelingen sollte, werden Sie es nicht mehr nötig haben, andere deswegen zu verurteilen. Sie können Nachsicht mit ihnen haben und sie nehmen, wie ihr Leben sie geformt hat – ohne sich allerdings selbst hineinziehen zu lassen.

Wer dahin kommen will, muß erkennen, wie infantil sein Verhalten ist, wie sehr er auch heute, als Erwachsener, noch in seinen kindlichen und kindischen Rollen steckt und danach sein Leben aufbaut. Und wie er immer noch das unterwürfig und vergeblich um Liebe bettelnde und das wütend und trotzig sich verweigernde Kind ist. Aber, und das ist das Problematische daran, *wie wenig er sich dies eingestehen kann,* und statt dessen den Starken, Fähigen, Vorbildlichen und Tadellosen spielt.

Was Sie Ihren Eltern vorwerfen, wiederholen Sie – auf Ihre Weise – an Ihren eigenen Kindern, solange Sie sich nicht in Frage stellen, solange Sie es nicht wagen, Ihr Inneres, vor der Umwelt Verborgenes, kritisch zu betrachten. Dann geben Sie das Erlittene an Schwächere weiter.

Erst wenn wir auch bei uns mit derselben Unnachgiebigkeit und „Gerechtigkeit" alle Fehler und Schwächen aufspüren, wie wir es bei anderen tun, gleichzeitig aber nicht verurteilen, sondern einerseits in allem, was ist, einen höheren Sinn anzunehmen bereit sind, und andererseits jedem Menschen zugestehen, daß er sich um sein Bestes bemüht, können wir auch mit uns selbst Frieden schließen. Es bleibt nur eines: sich im anderen zu erkennen, die Arbeit der Verbesserung aber in und an sich selbst vorzunehmen.

# Herzbeschwerden

Als Sie mich neulich anriefen, um nach einem Medikament für Ihre Herzschmerzen zu fragen, hörte ich aus dem Ton Ihrer Stimme, was Ihr wirkliches Problem ist. Es ist nicht Ihr Herz, obwohl die Schmerzen, die Sie seit einigen Tagen wieder haben, sicherlich unangenehm sind, sondern Ihre Angst.

Jedesmal, wenn Sie Ihr Herz irgendwie spüren, geraten Sie in eine Art Panik. Sie denken an Herzinfarkt oder Schlimmeres, und Ihre Beschwerden nehmen zu.

Es ist bekannt, daß wir in einer guten seelischen Verfassung kaum krank werden und Schmerzen relativ gut ertragen können. Ist die Stimmung dagegen schlecht, so verstärkt sich automatisch alles Negative. Eine Depression oder bereits eine Verstimmung ist ein Schmerz in der Seele, den wir so schnell wie möglich irgendwo abzuladen pflegen, z. B. auf einen anderen Menschen oder unseren Körper. Ist gerade eines seiner Organe geschwächt, so wird dadurch seine nervöse Steuerung und die Blutversorgung zusätzlich beeinträchtigt.

Wir aber haben etwas Greifbares, gleichsam den Sündenbock, und brauchen nicht die unangenehme Frage zu stellen, was denn nun innerlich bei uns los ist und welches ungelöste Problem die Stimmung verdorben und den seelischen Schmerz hervorgerufen hat. Denn wir sind es gewöhnt, unsere Probleme zu verdrängen oder äußerlich abzureagieren und uns vor der schweren inneren Arbeit, der Selbsterkenntnis und Änderung, zu drücken.

Ich will nicht bestreiten, daß ein gewisser organischer Schaden an Ihrem Herzen vorliegt, den man berücksichtigen sollte. Aber ich möchte doch darauf hinweisen, daß es Ihnen an manchen Tagen keine Beschwerden bereitet und „in Ordnung" ist.

Die Angst, die Sie jetzt Ihrem Herzen aufbürden, muß ja einen Grund haben. Es würde sich lohnen, wenn Sie danach suchen und sich besinnen würden, wieso und wovor Sie in Wirklichkeit Angst haben und warum Sie mit Ihrem Leben so unzufrieden sind, daß es Ihnen negative Stimmungen bereitet. Sie könnten dann vielleicht eine Änderung erreichen.

Wenn Sie Angst um Ihr Herz haben, sollten Sie sich darüber klar sein, daß es in Wirklichkeit Angst vor dem Tod ist. Und nun muß ich fragen: Warum haben Sie diese eigentlich?

Das fragt man bei uns üblicherweise nicht, denn der Tod ist tabuisiert. Er gilt bei uns als die größte aller Katastrophen, und die meisten Menschen sind bereit, fast jede Qual auf sich zu nehmen, nur um ihn hinauszuschieben. Die moderne Medizin mit ihren Intensivstationen hat sich zum großen Teil hieraus entwickelt.

Aber bei genauer Betrachtung müssen wir uns eingestehen, daß das, wovor wir Angst haben, nur ein Sammelsurium von Informationen und Phantasien ist, von Vorstellungen, deren Wahrheitsgehalt wir nie überprüfen konnten, weil wir ja noch nie gestorben sind.

Die Angst vor dem Tod ist die Angst vor dem, was kommen wird, vor der Zukunft. Sie kann etwas Bestimmtes oder das Ungewisse sein. Sie kann Katastrophen, Schmerzen und Unglück bedeuten, und was wir uns sonst noch Unangenehmes ausdenken. Der Tod steht symbolisch für die Zukunft und er setzt ihr – in unserer irdischen Dimension – ja auch ein Ende. Er kommt mit Sicherheit, beraubt uns aber unserer Sicherheiten; wir können mit ihm rechnen, dennoch ist er unberechenbar; er ist gewiß und ungewiß zugleich.

Angst entsteht immer dann, wenn wir uns gegen eine unausweichliche Realität sträuben, wenn wir wissen oder annehmen, daß etwas Unangenehmes auf uns zukommt. Wir sträuben uns entweder gegen eine erdachte Katastrophe oder gegen die Tatsache, daß die Zukunft nicht unserem Willen untersteht. Wir sträuben uns gegen die Wirklichkeit unseres jetzigen Lebens und einer nicht erdenkbaren Zukunft.

Wenn uns jedoch klar wird, daß, wie immer sie aussehen oder eine Situation sich entwickeln wird, alles so verlaufen wird, daß es in den Sinn unseres Lebens paßt, und daß uns eigentlich nichts passieren kann, brauchen wir keine Angst zu haben und können allem mit Interesse entgegensehen. Das gilt für den nächsten Tag genauso wie für unser ganzes Leben. Wenn wir Angst vor einem Gewitter haben, werden wir nie seine Schönheit erkennen können, und selbst, wenn uns der Blitz treffen sollte, so hätte unsere Angst doch alles nur noch verschlechtert. So ist es auch mit unserem Leben und seinem Tod. Wir werden nichts aus ihm beziehen können, wenn wir innerlich gesperrt sind.

Jede Situation hat eine positive Seite, stets haben wir z. B. die Möglichkeit, menschlich zu wachsen und zu reifen. So gesehen, können wir alles als sinnvoll empfinden, wenn auch manchmal vielleicht schwierig, und auch das schwerste Unglück mit innerer Sicherheit und Überzeugung durchstehen. Die Gefühlsstauung, die das Zeichen

112

der Angst ist, wird nicht auftreten können, sondern wir werden uns mit allen unseren Kräften und unserer Aufmerksamkeit unserem Leben zuwenden, für dessen Verlauf und Eigenarten wir ohnehin nichts können.

Wenn Sie Herzbeschwerden haben, könnten Sie, anstatt sich innerlich darüber zu beschweren, daß es Ihnen so schlecht geht, und Angst vor dem Tod zu bekommen, die Situation so nehmen, wie sie ist. Sie könnten feststellen, daß Sie Schmerzen im Herzbereich haben, daß diese aber vielleicht doch erträglich und Sie keineswegs im Begriffe sind, zu sterben.

Eigentlich haben Sie gar keine Zeit, sich Angstgedanken hinzugeben, die Ihr Herz schädigen, sondern Sie müßten sich ständig Ihrer Aufgabe widmen, Ihr Leben so zu leben, daß es für Sie akzeptabel und sinnvoll wird. In diesem Fall brauchten Sie nicht mit Hilfe von Ärzten und Arzneien zu versuchen, das Problem so schnell wie möglich aus der Welt zu schaffen und dem vermeintlichen Schicksal zu entgehen, sondern könnten *als Erstes* das, was nun einmal ist, einfach akzeptieren und auf Angst- oder Wunschvorstellungen verzichten.

Vielleicht könnten Sie eines Tages sagen: Heute spüre ich mein Herz, es ist nicht ganz in Ordnung, aber es ist zu ertragen, und wie es morgen aussieht, weiß ohnehin kein Mensch. Es kann so oder so ausgehen, aber darüber wird erst morgen entschieden. Ich will jedoch herausbekommen, woraus sich diese Situation entwickelt hat und versuchen, morgen nicht die gleichen Fehler zu machen wie heute.

Dann kann Ihr Körper, der stets auf Heilung und Aufbau eingestellt ist, das Beste aus der Situation machen. Innere Entspannung ist die Voraussetzung dafür.

Sie wissen aus früheren Situationen Ihres Lebens, das

Ihnen so manch schwere Aufgabe gestellt hat, daß wir nur so krank sind, wie wir uns fühlen. Ob es nun hier oder dort einmal zieht oder schmerzt, ist von untergeordneter Bedeutung. Entscheidend ist, ob wir uns krank fühlen wollen oder nicht. Wir können sagen, eine Flasche sei halb voll oder halb leer – objektiv ist es jedesmal dasselbe, subjektiv bedeutet es jedoch unsere Einstellung zum Leben.

Kein Arzt und keine noch so moderne Medizin kann Sie „retten", wenn es Ihr Schicksal nicht so bestimmt hat. Keine Statistik oder Prognose, die Ihnen irgendeine wissenschaftliche Instanz bietet, hat für Sie als Einzelwesen Bedeutung. Denn ob Sie gerade zu der Prozentzahl gehören, bei der dies oder jenes eintritt, weiß kein Mensch. Wie auch immer es ausgeht, – an Ihnen liegt es, seine positive Seite zu finden.

Der Weg, den Ihnen die „objektive" Medizin gewiesen hat, führt in Ihre Entmündigung und läßt Sie Ihre menschliche Würde verlieren. Ich kann Ihnen nur empfehlen, sich aus der Abhängigkeit zu befreien, in die Sie geraten sind. Es ist schade, wieviel Zeit und Kraft Sie darauf verwenden, zu Ärzten zu gehen, sich von ihnen bevormunden und mit Zukunftsprognosen und abstrakten Befunden Angst einjagen zu lassen, anstatt Ihre Probleme selbst so zu lösen, daß Sie damit leben können.

Kein Arzt kann Ihnen die Arbeit abnehmen, Ihr Leben so zu leben, daß es Sie aufbaut. Unsere heutige Medizin wendet sich nur dem äußeren Befund zu und beurteilt überwiegend nach den Ergebnissen ihrer Messungen. Doch Ihr Körper gibt Ihnen mehr Informationen über Sie, als es jemals irgendwelche Apparate können werden, wenn Sie nur in sich hineinhorchen.

Und obendrein sollten Sie jeden Arzt (und jeden Menschen), von dem Sie einen Rat wollen, daraufhin betrachten, wie er seine eigenen Lebensprobleme löst, und ob Sie sich ihm anvertrauen wollen. Sie bemängeln die menschliche und fachliche Qualität Ihrer Ärzte, und dennoch opfern Sie ihnen Ihre Zeit und Selbstverantwortung.

Es sei denn, Sie suchen Ihr Heil in einer Chemikalie, in einer kleinen bunten Pille. Falls sie Ihnen „hilft", sind Sie ihr ausgeliefert, denn sie tut etwas in Ihnen, ohne Sie daran bewußt teilhaben zu lassen, ohne daß Sie wissen, was mit Ihnen geschieht. Wenn Sie meinen, daß sie Ihnen geholfen hat, und nicht Sie selbst oder Ihr Körper, sind Sie von Ihr abhängig. Und sie wird Ihnen ihre Hilfe verweigern, wenn Sie sich ihr nicht unterwerfen und sie ohne zu fragen, unter Einhaltung bestimmter Vorschriften, einnehmen.

Ihre jetzigen Beschwerden sind kein Zufall, und nur Sie können wissen, womit sie zusammenhängen. Dies ist eine Chance für Sie, die Sie nicht ungenützt vorübergehen lassen sollten. Wenn Sie aber zu Ärzten laufen und erwarten, daß diese Ihre Fehler wieder aus der Welt schaffen und etwas „wegzaubern", bringen Sie, wie gehabt, nur eine Enttäuschung mit nach Hause.

Auch die natürlichen Medikamente, die Sie von mir bekommen, sind nur eine zusätzliche Hilfe. Sie nehmen Ihrem Körper und Ihrem Bewußtsein nicht ihre Arbeit ab. Sie sollen Sie begleiten und unterstützen, denn sie sind nicht darauf angelegt, eine Beschwerde, ein Symptom schnell und ohne persönliches Zutun verschwinden zu lassen. Ihr Körper wird in seinen Heil- und Entgiftungskräften gestärkt, aber die Heilung muß er selbst vornehmen. Das gleiche gilt für Ihr Bewußtsein, für Ihr Lebens- und Selbstverständnis. Wenn sich aber unter diesen Bedingungen eine Besserung einstellt, ist sie die Folge eines echten Aufbauprozesses.

Wenn Sie Ihr Leben überprüfen, Ihre Art, an Probleme heranzugehen, können Sie den Schlüssel zur Änderung finden und den Weg, der Sie herausführt aus einer Situation, für die Sie niemanden verantwortlich machen können außer sich selbst. Wie Sie handeln, fühlen, denken, leben, ja selbst essen, – stets bekommen Sie aus Ihrem Inneren und Ihrer jeweiligen Lebenssituation eine Mitteilung darüber, ob es Sie aufbaut oder nicht. Und, nebenbei gesagt, das Herz gilt als das Organ der Herzlichkeit; vielleicht können Sie ihm auch unter diesem Aspekt noch mehr Gutes tun.

# Die andere Seite des Schmerzes

Wenn wir auf einem bestimmten Weg trotz allem Bemühen nicht vorankommen, müssen wir einen anderen wählen. Es ist zwar richtig, wenn wir unseren Willen und unsere ganze Kraft einsetzen, um etwas zu erreichen, aber wir sollten dabei nicht vergessen, daß wir in unserer Unwissenheit auch ein falsches Ziel angepeilt haben können. Das Leben gibt uns hierüber Auskunft.

Entspricht das, was wir wollen, dem vom Schicksal vorgegebenen Plan unseres Lebens, so werden wir Erfolg haben. Sind unsere Wünsche jedoch auf eine Utopie gerichtet, fehlt ihnen die Realität des tatsächlichen Lebens, so wird es uns gehen, wie einem Menschen, der ständig mit dem Kopf gegen eine Wand rennt. Wir werden Schmerzen erleiden, unsere Kraft verbrauchen, aber keinen Fortschritt erzielen.

Da Sie in Ihrem Bemühen, Ihre Schmerzen loszuwerden, keinen Erfolg hatten, obwohl Sie alle Ihnen zugänglichen Therapien und Ärzte hierfür eingesetzt haben, ist vielleicht jetzt der Moment gekommen, sich zu fragen, ob Ihr momentanes Ziel überhaupt richtig ist. Vielleicht sollten Sie erst auf einem anderen Weg Fortschritte erzielen, statt sich nur vordergründig um Ihren Schmerz zu kümmern. Vielleicht wird er von alleine verschwinden, wenn sich Ihre seelische Situation, mit der er ja auch irgendwie zusammenhängt, verändert hat, oder vielleicht wird er dann nicht mehr die Bedeutung haben, die Sie ihm heute zumessen. Denn momentan dreht sich fast Ihr ganzes Denken um ihn und wird von der Frustration der bisherigen Mißerfolge vergiftet.

Immer, wenn unser bewußtes Wollen zu stark ist, wenn wir uns gegen eine nicht zu ändernde Realität sträuben, geraten wir in einen inneren Konflikt, der uns Kraft kostet und eine negative Lebenseinstellung hervorruft. Dadurch wird die ohnehin nicht erfreuliche Situation noch verschlimmert.

Statt sich mit aller Kraft gegen Ihren Schmerz zu sträuben und zu versuchen, ihn aus der Welt zu schaffen, sollten Sie vielleicht jetzt versuchen, ihn mit anderen Augen zu betrachten, ihn zu verstehen.

Grundsätzlich haben Schmerzen für uns ja nur eine negative Bedeutung, sie lösen sofortige Ablehnung und den Wunsch nach Beseitigung aus. Das ist einerseits natürlich richtig, denn sie signalisieren, daß Mißstände vorliegen. Sie wollen uns zu einer Richtungsänderung veranlassen. Im körperlichen Bereich zeigen sie eine Gefahr an und veranlassen uns unwillkürlich zum Ausweichen. Andererseits hat aber jedes uns bekannte Phänomen verschiedene Ebenen und wir können es nur verstehen, wenn wir erkennen, welche die jeweils dominierende ist.

Auf der Ebene des Körpers gibt es hierbei kaum Unklarheiten, weil die in uns wirkende Selbsterhaltungskraft beim Auftreten von Schmerzen automatisch aktiviert wird und versucht, den Körper aus der Gefahr zu bringen.

Auf der seelischen Ebene dagegen hat der Schmerz eine andere Qualität. Er entsteht dadurch, daß sich die Realität unseres Lebens nicht mit unseren Vorstellungen, Wünschen und Idealen in Deckung bringen läßt. Stets geht es darum, daß wir uns von etwas trennen müssen, von einem

Menschen, einem Besitz, einer Vorstellung, einem Ziel oder einer Illusion. Wir wollen nicht loslassen, unser Schicksal nicht akzeptieren; wir beharren auf der Meinung, daß die Wirklichkeit eigentlich anders sein müßte. „Ich will, daß mein Leben nicht so ist, wie es ist!" sagte neulich jemand zu mir. Ob Frustration, ob Depression, Verzweiflung, Hoffnungslosigkeit, Trauer, Enttäuschung – stets erzeugen wir selbst unseren Schmerz dadurch, daß wir mit dem, was uns das Schicksal gibt, nicht zufrieden sind. Wir rennen mit dem Kopf gegen die Wand, aber unsere innere Situation ändert sich nicht. Auch dieser innere Schmerz, der sich z. B. mit den modernen Psychopharmaka verdrängen läßt, sollte uns dazu veranlassen, einen anderen Weg zu suchen.

Es kann sein, daß ein seelischer Schmerz sich in einer geschwächten Körperstelle ausdrückt und über sie abreagiert wird. Wenn er verschwindet, kann auch der körperliche Schmerz erheblich zurückgehen. Andererseits kann aber ein ursprünglich körperlicher Schmerz dadurch verstärkt werden, daß wir uns innerlich zu stark gegen ihn sperren oder ihn mit Ängsten, z. B. vor Krebs, verbinden …

Der Schmerz ist ein Gefühl, und jedes Gefühl ist eine Mitteilung, die uns eine Erkenntnis vermitteln und zu einer Richtungsänderung veranlassen soll. Ob wir anders handeln, uns einer unangenehmen Situation entziehen, oder das Leben mit anderen Augen sehen – letzten Endes bedeutet jedes Gefühl die Möglichkeit und die Notwendigkeit zu einer Erweiterung unseres Bewußtseins. In unseren Gefühlen nehmen wir uns wahr, sie vermitteln uns das Wissen um unsere Existenz und sind eine der Grundlagen unseres Bewußtseins.

Der Schmerz hat wie jedes Gefühl verschiedene Qualitäten. Auch Freude oder Lust können schmerzen, also muß aus dem Schmerz auch eine Freude entstehen können. Da wir aber den Schmerz nur einseitig erfassen, da er für uns nur eine negative Bedeutung hat, sind uns die Möglichkeiten, auch seine positiven Qualitäten zu erfahren, genommen.

Wenn Sie sich daran erinnern, daß Probleme, wenn sie richtig gesehen und gelöst werden, zu einem echten Zuwachs an Kraft und Erkenntnis führen, und bedenken, daß auch der Schmerz ein Lebensproblem darstellt, dann können Sie dieses Wissen einmal auf ihn anwenden.

Sie könnten versuchen, statt sich immer sofort gegen Ihren Schmerz zu sträuben, ihn, wie auch die Lust, auf sich wirken zu lassen und ihn zu *fühlen*. Sie könnten versuchen, die Mitteilung, die in ihm liegt, zu verstehen.

Unser Leben besteht nicht nur aus der Freude, sondern auch aus dem Schmerz. Nicht nur, wer stets das Negative sieht, verneint das Leben, sondern auch derjenige, der nur das Positive sehen will. Sonne und Regen, Tag und Nacht, Freude und Leid, Leben und Tod ergeben stets ein Ganzes. Alles hat seine zwei Seiten, so auch der Schmerz. Er kann uns z. B. in die Lage versetzen, eine bestimmte Erkenntnis zu erlangen, einen inneren Fortschritt zu machen und zu reifen. Dann hat er uns in Wirklichkeit Lebensfreude eingebracht.

Es ist schwer, ein Phänomen, das eigentlich nur über das Gefühl erfaßt werden kann, in Worten zu erklären. Wir alle, die wir den Schmerz einseitig zu sehen gelernt haben, können nur eine vage Ahnung von seinem Sinn haben. Aber wenn Sie einmal versuchen, wenigstens einen kleinen Schmerz zu fühlen, sich nicht sofort gegen ihn zu sperren, sondern sich ihm – soweit Sie es ertragen können – hinzugeben, dann werden Sie auch ein wenig von seiner anderen Seite erfahren können. Vielleicht werden Sie, wenn Sie dies generell versuchen, feststellen können, wie wenig Sie auch andere Gefühle, selbst die Lust, in vollem Umfang ertragen können.

Alles hat seinen Sinn, wir müssen uns nur darum bemühen, ihn zu finden. Solange wir jedoch aus der Einseitigkeit unserer Vorstellungen und Gewohnheiten das Leben und die Welt betrachten, solange bleibt uns ihre *andere Seite*, deren Erfahrung für uns eine unermeßliche Erweiterung bedeutet, verborgen. Wenn wir sie ablehnen, wird sie uns Angst einflößen und uns gerade deswegen, weil wir nichts mit ihr zu tun haben wollen, untergründig beherrschen.

Es könnte sein, daß Sie jetzt an einem Punkt angekommen sind, wo Sie einen neuen Weg einschlagen und Ihren Horizont erweitern müssen, einfach deshalb, weil Ihnen die üblichen Wege verschlossen zu sein scheinen. Alles, was Sie mit feindseligem Blick betrachten, wird Ihnen auch feindlich erscheinen. Wenn Sie dagegen, auch wenn Ihnen das zunächst absurd erscheint, den Schmerz als Freund zu sehen versuchen, wird sich Ihnen vielleicht seine andere Seite offenbaren.

# Schicksal

Ihre Hautkrankheit bereitet Ihnen große seelische Qualen, denn Sie fürchten, nicht mehr geliebt oder begehrt zu werden und sehen sich schon in der totalen Isolation. Innerlich sperren Sie sich gegen Ihren momentanen Zustand und meinen, er sei falsch oder ungerecht.

Sicher, es ist unter den gegebenen Umständen schwer für eine Frau, nicht schön zu sein oder sich so zu fühlen. Aber da die Situation nun einmal so ist, bleibt Ihnen – wenn Sie nicht alles noch schlimmer machen wollen – nur die Möglichkeit, etwas daraus zu machen, um nicht alle Lebensfreude zu verlieren. Vielleicht können Sie versuchen, etwas aus Ihrer Krankheit zu lernen und das Leben einmal aus einer anderen Warte, als bisher, zu betrachten.

Nur so kann es wieder positiv werden, denn entweder werden Sie den Weg aus der Schwierigkeit finden (vielleicht auch den Fehler, den Sie Ihrem Körper gegenüber machen), – oder, wenn sich momentan keine Änderung erreichen läßt, eine andere Haltung einnehmen. Wie das dann aussehen würde, kann man nicht im voraus sagen. Wir können nur stets auf dem Weg weitergehen, der sich vor uns auftut.

Ich erinnere mich in diesem Zusammenhang an einen Menschen, der trotz schwerster Krebskrankheit nicht an seinem Leben verzweifelt ist, sondern seine positive Seite gefunden hat. Er lebt nicht mehr, aber er ist nicht als menschliche Ruine gestorben, sondern hat bis zuletzt eine ungewöhnliche innere Harmonie ausgestrahlt. Ich vergesse nicht, wie er mich einmal, nach einer schmerzvollen Nacht, bleich und geschwächt, aber doch mit einer seltenen Klarheit in seinem Gesicht, ansah und nach der Schilderung seiner nächtlichen Probleme sagte: „Aber sonst fühle ich mich wohl!" Er hätte wirklich allen Grund zum Jammern und Klagen gehabt, doch er blieb bis zu seinem Ende ungebrochen und genoß die kleinen Freuden, die ihm sein Leben noch erlaubte. Allen, die mit ihm zusammenkamen, hat er einen unvergeßlichen Eindruck hinterlassen.

Ich habe aber auch Menschen kennengelernt, die angesichts ihrer schweren Krankheit beteuert haben, sie wollten leben, die aber ihr tatsächliches Leben, zu dem auch diese Krankheit gehörte, ablehnten. Sie jammerten einer Wunschvorstellung nach, von der sie behaupteten, das sei das Leben. So warfen sie das, was ihnen noch verblieb, gleichsam weg, weil es nicht ihren Vorstellungen und Wünschen entsprach, anstatt es zu nützen, um sich mit ihrem Schicksal, dem Unentrinnbaren, auszusöhnen und Kraft für den weiteren Lebensweg zu erlangen.

Wir wissen, daß Schmerz eine subjektive Empfindung ist und umso stärker wird, je stärker wir uns innerlich gegen die momentane Situation sträuben. Wir wissen auch, wie sehr uns eine positive Lebenshaltung aufbaut, wie sie uns über Schmerzen und äußere Schwierigkeiten erheben kann.

Das Leben ist bestimmt von der Suche nach seinem Sinn, der uns das, was mit uns geschieht, verstehen und akzeptieren läßt. Wenn uns dies gelingt, treten die eigentlichen schweren Symptome einer Krankheit nicht auf: verzweifelter Schmerz und Schmerz der Verzweiflung.

Das ist das Geheimnis von Jesus Christus, aus dem sich eine ganze Religion entwickelt hat: auch er hatte sein menschliches Schicksal zu erfüllen. Auch er mußte sich damit auseinandersetzen, es annehmen und einen Sinn in ihm finden. Solange ihm dies gelang, war sein Leben richtig für ihn und „gesund", als er jedoch seinen Sinn verlor und mit Gott haderte, hatte er wirklich zu leiden. Als er sagte „Laß den Kelch an mir vorübergehen!" und „Mein Gott, warum hast du mich verlassen?", verdunkelte sich sein Leben.

Und daraus können wir die Botschaft seines für uns vorbildlichen Lebens erkennen: das Schicksal (das Kreuz) auf uns zu nehmen und einen Sinn (Gott ) darin zu finden.

Dieses Schicksal sieht für jeden anders aus, es bedeutet für den einen Menschen Freude, für den anderen Leiden, für den einen Verzicht und den anderen Fülle. Wir wissen nicht, warum es Schmerz und Freude, Armut und Reichtum, Gefangenschaft und Freiheit, Krieg und Frieden in unserer Welt gibt. Wir können nur feststellen, daß wir sie durchleben müssen, wenn sie in unserem Leben erscheinen. Dadurch aber können wir ihren höheren Sinn erfahren und Vertrauen in unser Schicksal bekommen.

Wir werden niemanden vor etwas uns furchtbar Erscheinendem retten können. Wenn es für seinen Lebensweg vorgesehen und erforderlich ist, wird es eine unbewußte und unwiderstehliche Anziehungskraft auf ihn ausüben. Ob wir es verstehen oder nicht, er wird es brauchen, um seiner wahren Aufgabe gerecht zu werden: zu wachsen und zu reifen. Wir können fühlen, daß uns jeder Versuch, uns gegen unser Leben zu stellen und ihm einen Sinn abzusprechen, in die Dunkelheit von Depression und seelischer Qual wirft.

Wir tragen das Wissen um unser Schicksal tief in uns, doch wir können ihm mit keiner Norm oder Idealvorstellung gerecht werden, denn es hat so viele Erscheinungsformen, wie es Menschen gibt. Jeder kann nur für sich allein ergründen, ob er die Grille ist, die im Sommer singt oder die Ameise, die für den Winter arbeitet, oder beides zugleich. Wir tun dem in uns liegenden Gesetz Unrecht, wenn wir versuchen, anders zu sein, als wir von Natur aus sein sollten.

Wenn wir uns selbst aufgrund leichtfertig übernommener (wenn auch moralisch anscheinend hochstehender) Idealvorstellungen ablehnen und Schuldgefühle entwickeln, zerstören wir jeden Lebensimpuls. Dagegen führt uns die Bereitschaft und Bemühung um ein positives Verständnis dieses unseres Lebens zur Lebensgesundheit.

Wir können Krankheit auch als Verlust des Lebenssinnes bezeichnen. Dagegen ist Gesundheit nicht allein das reibungslose, normgerechte Funktionieren des Körpers, auch nicht die Abwesenheit von seelischen Beschwerden, sondern das sinnvolle Aufeinander-Abgestimmtsein all dessen, was wir sind und was mit uns vorgeht – körperlich, emotional und bewußt. Insofern kann es einen „kranken" Körper geben, der Bestandteil eines gesunden, weil bewußt positiv-sinnvollen, Lebens oder seine Voraussetzung ist. Wir müssen den Begriff des Schicksals mit einbeziehen, denn es ist auch eine Erscheinung unserer selbst.

Das Phänomen Krankheit ist etwas Subjektives, denn *wir selbst* sind es, die sich krank fühlen, – ein anderer kann das nicht für uns tun. Und es liegt bei uns, ob wir bestimmte Erscheinungen in unserem Leben als Krankheit und Unglück betrachten oder nicht.

Wer aus dem Wissen um sein Schicksal lebt, wird

nichts, was auf seinem Lebensweg liegt, wirklich als Krankheit oder Unglück empfinden, sondern die Übereinstimmung seines äußeren Lebens mit dem innerlich vorgezeichneten Lebensgesetz erfühlen und sich aus allem die Kraft, die in ihm wirkt und ihn auf den geheimnisvollen und manchmal dunklen Wegen seiner Entwicklung leitet, zu erschließen suchen. Wohin sie uns führt, wissen wir ja nicht, aber Mißtrauen in unsere Führerin erfüllt uns mit Verzweiflung, Pein und Todesangst.

# Lebenshilfe

Herder Taschenbuch Verlag

# Lebenshilfe

Ulrich Beer
Alter schützt vor Liebe nicht
Glückliche Partnerschaft
in der zweiten Lebenshälfte
Band 1563, 128 Seiten

Knud Eike Buchmann
Lebe jetzt!
Das Glück der Lebensbejahung
Band 1120, 128 Seiten

Jörg Eikmann
Der zweite Frühling in der Ehe
Wie man nach der Krise
wieder glücklich wird
Band 1598, 128 Seiten

Rüdiger von Roden
Heilwerden durch sich selbst
Einführung und Einübung
auf den Initiatischen Weg
Geleitwort von Maria Hippius
Band 995, 224 Seiten

Bernhard Sieland
Hast du heute schon gelebt?
Praxis kreativer Selbstentwicklung
Band 1558, 176 Seiten

# Herder Taschenbuch Verlag